KB046291

왜 환자들은
기적에만 매달릴까?

일러두기

• 종말기, 참조점 등 전문 용어는 그대로 실었습니다.

왜 환자들은
기적에만 매달릴까?

의료 현장의 행동경제학

오타케 후미오·히라이 케이 편저
이원천 옮김

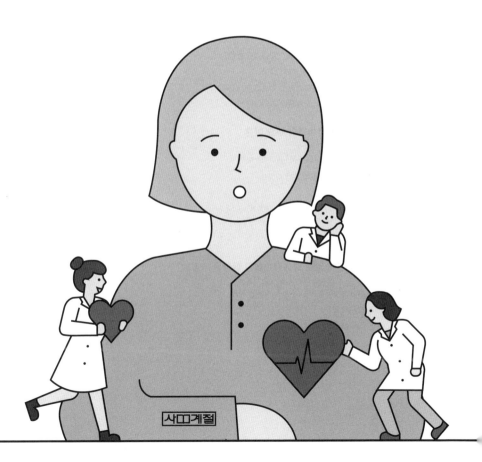

사□계절

차례

제2부 환자와 가족은 어떻게 의사 결정을 해야 할까?

"이제 치료는 그만 받으시는 게 좋겠습니다."

쿠사카베 요 씨가 쓴『나쁜 의사』는 이렇게 시작합니다.

만약 당신이 암에 걸렸는데 의사가 이렇게 말한다면 아마도
크게 충격받을 겁니다. 왜 치료가 불가능한지 몇 번이나 캐묻기
도 하겠지요.

『나쁜 의사』에 등장하는 외과 의사 모리카와 요쇼는 환자에
게 "힘들기만 한 치료는 이제 그만둡시다. 앞으로 길어 봐야 3
개월 정도밖에 안 남았습니다. 그러니 이제부터는 하고 싶었던
일이나 하시면서 보람 있게 삶을 마무리하십시오."라고 설명합
니다. 모리카와는 치료 부작용으로 더 일찍 죽음을 맞는 것보다
는 남은 시간을 후회 없이 보내는 쪽이 환자를 위한 일이라 여
깁니다.

암이라는 질병과 치료법에 대해 잘 알고 있고, 여러 차례 비슷한 환자들을 진료해 온 의사의 입장에서 본다면 당연한 판단일지도 모르겠습니다. 하지만 그 말을 듣는 당사자로서는 난생처음 겪는 충격적인 경험입니다. 『나쁜 의사』의 주인공인 암 환자 코나카 신로는 더 이상 치료할 방법이 없다는 얘기를 듣자 절규합니다. 코나카는 "그 말은 그냥 죽으라는 소리잖아요!", "이제 더 이상 선생님께 진료받지 않겠습니다!"라는 절망에 찬 소리를 모리카와에게 쏟아 내며 진료실을 뛰쳐나갑니다. 모리카와는 의사로서 합리적이고 당연한 소견을 전했을 테지만 이 의사는 환자에게 '나쁜 의사'가 되고 맙니다. 이처럼 의사와 환자 사이에 의료 행위를 주고받는 방식에는 커다란 장벽이 있습니다.

의사인 모리카와는 오래 살기를 바라면서도 부작용이 심해 생명을 단축시키는 치료를 계속 받고 싶어하는 환자의 심리를 이해하지 못합니다. 이런 심리를 행동경제학에서는 '손실회피'라고 합니다. 사람은 손실을 맞닥뜨리기 싫어하는 탓에 조금이라도 손실을 피할 가능성이 있다면 그 선택지를 고르게 됩니다. 냉정하게 생각하면 항암치료를 받지 않는 쪽이 바람직하겠지만 그렇게 하지 못하는 거지요. 더군다나 인생의 마지막이 될지도 모르는 선택이라면 더욱 그렇습니다.

의사들은 왜 환자가 합리적인 선택을 하지 않는지 이해할 수 없다고 말합니다. 반면 환자들은 어째서 의사들이 통계 수치만 들먹거리며 결정만 재촉하는지 불만입니다. 의사와 환자 사이의 이런 입장 차이는 도대체 왜 생기는 걸까요?

가부장주의父權主義, paternalism와 사전동의事前同意, informed consent

예부터 의사는 환자가 의학적인 지식이 없음을 전제하고 자신이 옳다고 생각하는 치료법을 선택해 왔습니다. 다시 말하면 가부장주의의 입장에서 의료 행위를 해 왔습니다. 환자 역시 의학적인 지식이 없기 때문에 의사가 치료법을 선택해 주기를 바랐습니다. 심지어 암 환자에게 암이라는 사실조차 알리지 않는 경우가 대부분이었습니다.

그러나 최근에는 환자들도 다양한 의학 지식을 접하게 되면서, 각각의 치료법들은 장점뿐 아니라 단점도 동시에 가지고 있으며 의사가 그중 하나를 선택할 수밖에 없다는 사실을 알게 되었습니다. 만약 환자들이 치료법에 관한 정보를 미리 알았더라면 자신이 직접 마음에 드는 선택을 할 수도 있었겠지요. 더욱이 합리적인 환자라면 스스로 치료법을 선택하는 쪽이 만족도가 더 높았을 것입니다. 암 환자의 경우도 마찬가지로 암에 걸렸다는 사실을 미리 알려 주었더라면 환자는 남은 시간 동안 하고 싶었던 일을 하기 위해 부작용이 적은 치료법을 선택했을지도 모릅니다. 물론 정보를 제공한다고 해서 모든 환자가 바람직한 의사 결정을 하지는 않을 겁니다.

현재 의료 현장에서는 사전동의라는 방법이 일반화되었습니다. 원래 사전동의는 의사가 환자에게 의료 정보를 제공하고,

치료 내용과 후유증·부작용의 가능성에 대한 내용을 환자에게 충분히 이해시킨 후에, 의사와 환자가 치료 방법을 합의하기 위한 것입니다. 치아를 뽑는 경우에도, 수술을 하기 전에도, 후유증과 부작용의 가능성을 알려 주고 나서 동의와 서명을 받습니다. 하지만 환자들에게는 "x%의 확률로 ○○의 후유증이 발생할 수 있습니다."라는 설명이 잘 와닿지 않습니다. 치료법에는 후유증과 부작용의 발생 가능성이 확률로 나타나 있는데 각각의 치료법에서 그 확률과 심각성이 다르기 때문에 환자 스스로 어느 하나를 선택하기에는 어려움이 있습니다.

그러나 현실에서는 환자에게 정보를 제공하기만 한다면 환자가 합리적인 의사 결정을 할 수 있을 거라 여기는 듯합니다. 전통적인 경제학에서 인간을 호모 에코노미쿠스homo economicus 즉, 뛰어난 계산력을 가지고 있으면서 받아들인 모든 정보를 사용해서 합리적인 의사 결정을 하는 사람으로 보는 것처럼 말입니다. 행동경제학에서는 인간의 의사 결정에는 '합리적인 의사 결정에서 벗어나는 경향' 즉, 편향bias이 존재한다고 생각합니다. 그 때문에 같은 정보라 하더라도 어떻게 표현하느냐에 따라 사람들의 의사 결정이 달라집니다. 환자들의 의사 결정에도 편향이 있다는 사실을 의료진이 이해한다면 환자가 보다 합리적인 의사 결정을 하도록 도울 수 있습니다. 또한 의료진에게도 의사 결정에 편향이 존재합니다. 행동경제학을 이해함으로써 환자와 의사 모두가 보다 훌륭한 의사 결정을 할 수 있을 것입니다.

자유주의적 가부장주의libertarian paternalism와 의사결정공유shared decision making

스스로 선택할 수 있는 자유를 중시하는 관점을 '자유주의' 라고 합니다. 그러나 행동경제학에서 밝혔듯이 인간의 의사 결정이 합리적이지 않을 수 있다는 것도 사실입니다. 이 경우에 선택의 자유를 최대한 보장한 상태에서 보다 훌륭한 선택을 끌어낼 수 있는 구조를 제공하는 것이 바람직하다는 사고방식이 자유주의적 가부장주의입니다. 예를 들면 다이어트를 하려는 생각은 있지만 자주 미루는 사람에게 성공적으로 다이어트를 할 수 있는 환경을 만들어 주는 식입니다. 다이어트를 하지 않을 선택의 자유를 준 다음 적절한 구조를 통해 다이어트를 할 수 있도록 격려하는 것입니다.

자유주의적 가부장주의에서 사람들의 행동을 바꾸는 데 사용하는 대표적인 방법이 넛지nudge입니다. 넛지는 '팔꿈치로 슬쩍 찌른다.'는 의미입니다. 예를 들어 모든 직원을 일단 기업연금에 가입시킨 다음, 원하지 않는 사람은 자유롭게 탈퇴할 수 있도록 하는 방식이 바로 넛지입니다. 처음 정해진 사항을 바꾸기 싫어하는 인간의 특성을 이용한 것이지요. 사람들은 기업연금에서 탈퇴 여부를 자유롭게 선택할 수 있습니다. 그러나 탈퇴 과정이 굉장히 간단하다 하더라도 많은 사람들이 탈퇴하지 않습니다. 반대로 가입 절차를 거쳐야 연금에 가입할 수 있다고 한다면 연금 가입률은 뚝 떨어집니다. 가입과 탈퇴 절차가 간단해서 선택의 자유는 충분히 확보되어 있지만 그럼에도 불구하고 사람들의 행동은 기본값에 좌우됩니다. 이러한 행동경제학적인 특성을 잘 이용하면 사람들이 보다 훌륭한 의사 결정을 할 수 있도록 하면서 건강 수준을 향상시킬 수 있습니다.

이제는 의료진이 환자에게 충분한 정보를 제공하고 환자가 더 훌륭한 의사 결정을 할 수 있도록 지원한다는 개념(의사결정 공유)이 나오게 되었습니다. 앞으로 이런 의사결정공유를 시행하기 위해서는 행동경제학의 개념을 이해하는 것이 더욱 중요해질 것입니다.

제1부 의료 행동경제학이란 무엇일까?

이 책은 3부로 구성되어 있습니다. 제1부는 의료 행동경제학의 개요입니다. 제1장에서는 진료실에서 이루어지는 환자와 의료진의 대화를 바탕으로 어떤 행동경제학적인 편향이 나타나며 그 상황에서 의료진은 어떻게 대응해야 하는지 소개합니다. 예를 들어 "지금까지 치료를 받아 왔으니 계속 받고 싶어요.", "아직 괜찮으니까 새로운 치료는 나중에 받겠습니다.", "지금은 결정하고 싶지 않아요.", "암이 사라졌다는 광고가 있어요." 등등 환자의 말을 행동경제학에서는 어떻게 해석하는지 논의합니다. 실제 사례를 통해 행동경제학을 파악할 수 있으리라 생각합니다.

제2장에서는 행동경제학의 주요 이론과 그 응용 방법을 설

명합니다. 의료 행위의 효과는 대부분 불확실합니다. 따라서 의료진과 환자 모두 어떤 치료를 시행할지 불확실한 상태에서 의사 결정을 하게 됩니다. 그런 상황에서 사람들은 확실함을 중시하고 손실을 지나치게 싫어하는 바람에 비합리적인 행동을 하는 경향이 있습니다. 또한 질병의 예방 및 치료 효과는 즉시 나타나지 않을 때가 많습니다. 그래서 현재의 즐거움과 미래의 건강이라고 하는 서로 다른 시점의 가치를 비교해서 현재의 행동을 결정하게 됩니다. 이로 인해 많은 사람들이 건강에 도움이 되는 행동을 미룹니다. 이런 경향이 의료 분야에서는 큰 문제가 됩니다. 뿐만 아니라 사람들은 주위의 행동과 다양한 인지 편향에도 영향을 받습니다. 이러한 특성을 잘 알아 둔다면 사람들의 행동을 보다 나은 방향으로 이끌어 줄 수 있습니다.

제3장에서는 의료 분야에서의 행동경제학 연구를 소개합니다. 리스크를 싫어하는 사람은 건강을 위한 활동을 열심히 하는 편이지만 건강검진에 대해서는 그렇지 않습니다. 병을 발견해도 치료되지 않을 수 있는 리스크가 있기 때문입니다. 또한 성급한 사람과 미루는 경향이 있는 사람일수록 건강에 도움이 되는 행동을 하지 않는다는 연구 결과가 많습니다. 더욱이 행동경제학의 특성을 이용한 넛지가 환자의 의사 결정에 영향을 준다는 사실이 많은 연구 결과에서 드러났습니다. 그리고 환자뿐만 아니라 의료진에게도 동시에 넛지를 주는 편이 더욱 효과적이라고 생각됩니다.

제2부 환자와 가족은 어떻게 의사 결정을 해야 할까?

제2부에서는 주로 환자와 가족의 의사 결정에서 나타나는 편향에 대해 논의합니다. 먼저 제4장에서는 암 환자의 의사 결정을 지원하기 위해 행동경제학을 어떻게 적용할 수 있는지 살펴봅니다. 이 장에서는 실제 사례와 설문 조사를 바탕으로 '편향을 이해하면 암을 치료할 때 의료진 내부에서 의논하거나 합의하는 데 도움이 될 수 있다.', '치료를 유보하거나 재택 요양을 선택할 경우, 휴리스틱(경험에 기초한 직관적인 판단)을 잘 사용할 수 있는 사람은 사회복지사와 방문 간호사이다.', '경험 많은 의료진이라면 의도적으로 넛지를 사용해 보면 좋다.', '중요한 선택을 할 경우, 정보가 너무 많으면 인간의 두뇌는 혼란을 초래해 오해나 판단의 오류가 발생한다.' 등의 실천적인 고찰을 하고 있습니다.

제5장에서는 넛지를 활용해 암 검진 수진율을 올릴 수 있는 방법과 그 효과를 소개합니다. 우선 대장암 검진 수진율을 향상시키기 위해서는 "올해 대장암 검진을 받지 않으면 내년에 대변 검사 키트가 발송되지 않는다."며 손실을 강조하는 방식이 효과가 있습니다. 다음으로 유방암 검진 수진율을 향상시키기 위해서는 목표, 계획, 두려움 등의 차이에 따라 대상자를 구분하고 그에 맞춘 각각 다른 방식의 넛지를 사용하는 것이 효과적입니다. 또한 간암 예방에는 조기 검진을 수검하고 정밀 검사를 수진하며 항바이러스 치료를 수료하는, 각각의 단계에 맞는 넛

지가 유효합니다.

제6장에서는 설문 조사를 바탕으로 일본인들이 자궁경부암 예방 행동을 잘하지 않는 이유를 행동경제학의 관점에서 분석합니다. HPV백신 접종률과 자궁경부암 검진율이 저조한 이유가 가용성 휴리스틱 때문일 수 있다는 점, 모든 사람이 백신을 접종할 때까지 접종을 미루는 경향을 동조효과로 설명할 수 있다는 점, 현재의 건강 상태가 아니라 자궁경부암 발병 상태를 참조점으로 생각하도록 만든다면 예방 행동을 향상시킬 수 있다는 점 등에 대해 밝히고 있습니다.

제7장에서는 행동경제학을 바탕으로 유족의 후회에 대해 논의합니다. 많은 유족들이 환자가 죽기 전 행했던 치료법에 대해서 여러 가지 후회를 합니다. 행동경제학 연구 결과에 따르면 '후회를 줄이려면 참조점을 상황에 맞게 바꿔 나가는 것이 효과적이다.', '자신의 현재 편향이 후회를 만드는 원인임을 깨닫고, 미래를 고려해 스스로 선택지를 줄이는 커미트먼트commitment(자기구속)를 사용한다.', '후회를 두려워하지 않는다.'라고 하는 3가지 팁을 얻을 수 있습니다.

제8장에서는 노인의 의사 결정을 돕는 방법을 소개합니다. 노인은 젊은 사람에 비해 인지능력이 떨어져 있는 경우가 많기 때문에 의사 결정을 도울 필요가 있습니다. 다시 말하면 노인과 젊은 사람은 의사 결정에 이르는 전략이 다릅니다. 노인들은 경험에 근거해 '이럴 것이다.'라고 추측하면서 결론을 내리는 경향이 있기 때문에 결정에 편향이 발생하기 쉽습니다. 그러므로

노인의 의사 결정을 도울 때는 편향에 쉽게 영향을 받는다는 점을 감안한 설명과 선택지를 제시하는 것이 바람직합니다.

제9장에서는 장기기증의 의사표시는 어떠해야 할지를 검토합니다. 일본인 중에서 뇌사와 심정지가 될 경우 장기를 기증할 의사가 있는지를 표명하는 사람은 드뭅니다. 더욱이 장기를 기증할지 여부에 관한 결정에는 여러 사람이 관여하고 있어서 의사의 일관성을 상정하기 어렵다는 문제가 있습니다. 따라서 장기기증의 의사표시에 대한 기본값을 정하는 정책 개입에는 의사 결정자 각각의 입장과 사회 전체에 미치는 영향을 모두 고려하는 윤리적인 배려가 필요하다고 생각합니다.

제3부 의료진은 어떻게 의사 결정을 해야 할까?

제3부에서는 의료진의 의사 결정에 존재하는 편향에 대해 고찰합니다. 일반적으로 사람들은 의료진이 전문가이므로 의학적인 지식을 바탕으로 항상 최선의 의사 결정을 할 것이라고 생각합니다. 대다수 의료진 역시 그렇게 생각하는 듯합니다. 그러나 의료진 자신도 여러 가지 행동경제학적인 편향에 근거해 의사 결정을 하고 있다는 사실을 자각할 필요가 있습니다.

제10장에서는 의사가 직면하는 중요 문제인 연명치료에 초점을 맞춥니다. 인공호흡관리는 한번 시작하면 그만두기 어렵다고 말합니다. 연명치료의 '유보'와 '중단'이 다른 의료 행위로 느껴지기 때문입니다. 이런 인식에는 행동경제학적인 특성의

영향이 크게 작용합니다. '불법성을 추궁당할 우려'가 있다는 점도 의료진이 연명치료의 중단을 망설이게 만드는 또 하나의 요인입니다. 그러나 실제로는 최근 10여 년 동안 경찰이 개입한 일은 없었습니다. 또 후생노동성과 각 전문 단체의 지침은 꾸준히 정비되어 왔습니다. 연명치료의 유보와 중단에 관한 지침이 법적인 근거를 갖고 있지는 않지만, 행동경제학적인 특성에 따른 다양한 심리적인 영향을 회피·경감시키는 역할을 합니다.

제11장에서는 의료진이 행동경제학적인 편향에 빠지기 쉬운 상황으로, 순환기 질환의 치료를 예로 들어 분석합니다. 순환기병의 급성기는 합리적인 의사 결정(심폐소생 행위를 할 것인지 등)을 하기에 특히나 더 어려운 시기이므로 급성기에 대응하는 의사 측의 행동경제학적인 특징을 의사 스스로 이해할 필요가 있다는 점과 순환기병의 만성기는 생활습관병이라는 관점에서 행동의 변화와 지속이 중요하다는 점을 지적합니다.

제12장에서는 의사에게도 행동경제학적인 의사 결정의 편향이 있음을 설득적으로 논의합니다. 성별로 비교해 보면 남성 의사에 비해 여성 의사가 치료 지침을 더 준수하는 경향을 보입니다. 그리고 여성 의사가 담당한 환자가 남성 의사가 담당한 환자에 비해 사망률이 더 낮다는 미국의 실증 결과를 소개합니다. 그 때문에 의사에게 넛지를 활용하는 연구가 기대를 모으고 있습니다.

제13장에서는 간호사의 번아웃burnout(극심한 피로)을 행동경제

학의 관점에서 논의합니다. 일반적으로 간호사가 되려는 사람은 다른 사람을 배려하는 마음이 강할 거라고 생각하지만 분석 결과는 그와 반대였습니다. 환자의 기쁨을 자신의 기쁨으로 여기는 간호사일수록 번아웃되기 쉬우며 그런 유형의 간호사가 수면제와 정신안정제를 자주 복용하는 경향이 있습니다. 이 분석 결과는 간호사의 육성 방법과 배치의 현실에 대해 시사하는 바가 큽니다.

이 책은 의학, 공중보건학, 심리학, 인류학, 소셜 마케팅, 행동경제학의 각 분야에 있는 연구자들이 의료에 행동경제학을 응용하고자 결성한 연구회의 성과물입니다. 이 책의 제목처럼 의사는 환자가 내리는 의사 결정을 이해하지 못하는 경우가 많습니다. 연구회에 참가한 의료인 대부분은 행동경제학을 배우고 나서야 비로소 환자의 의사 결정을 이해할 수 있게 되었다고 말합니다. 또한 많은 의료인들이 그 사실을 인정하지 않지만 의료인 자신도 다양한 편향에 직면하고 있습니다. 이 책에서 소개하고 있는 연구 성과를 본다면 납득할 수밖에 없을 것입니다.

이 책의 연구 프로젝트를 지원해 준 오사카대학 사회경제연구소의 공동이용·공동연구거점, 산토리문화재단, 오사카대학 사회솔루션이니셔티브SSI에 감사를 드립니다. 저자의 한 사람인 사사키 슈사쿠 씨는 원고에 유익한 의견을 주었습니다. 공동저자인 히라이 케이 씨는 이 책 집필진의 모태가 되는 연구회를 조직했습니다. 연구회의 사무를 맡아 준 다나카 나츠키 씨, 그리고 훌륭하게 편집해 주신 야나기 토모코 씨에게도 감사드립니다.

오타케 후미오

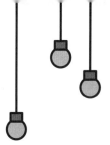

제1부

의료 행동경제학이란 무엇일까?

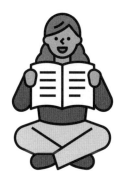

제1장

진료 현장의 대화에서 확인할 수 있는 오류들

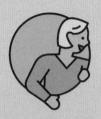

이 장의 포인트

○   치료를 계속 받고 싶다는 매몰비용 편향

○   치료를 바꾸고 싶어 하지 않는 현상유지 편향

○   지금은 결정하고 싶지 않다는 현재 편향

○   광고에 솔깃하는 가용성 휴리스틱

1. "여기까지 해 왔으니까."＿매몰비용 편향

담당 의사   가슴에 물이 차서 호흡이 불편하신 것 같네요. 전에도 말씀드렸지만 안타깝게도 심장이 더 약해졌습니다.

환자   (조금 씨근거리며) 화장실 가기도 힘들어져서 그럴 거라고 짐작했어요.

담당 의사   항암치료를 계속하면 심장에 더 부담을 주게 됩니다. 중단하는 것이 좋겠어요. 항암치료를 중단하더라도 잘 지내실 수 있도록 호흡을 개선시키는 치료는 계속하시죠.

환자   잠깐만요, 선생님. 확실히 심장은 약해지고 있다고 생각해요. 하지만 지금까지 항암치료 하면서 큰 문제는 없었잖아요? 항암치료를 안 하고 이대로 죽을 날만 기다릴 수는 없어요.

담당 의사 　그러다가 심장 때문에 돌아가실 수도 있어요.

환자 　어떻게 해서든 항암치료를 받을 방법이 없을까요? 부탁 드립니다, 선생님!

담당 의사 　······.

의사와 환자 모두가 상대방의 말을 잘 이해할 필요가 있습니다. 여기에서는 몇 가지 전형적인 사례를 바탕으로 행동경제학에 따른 설명과 의료진이 취해야 할 적절한 대응을 소개합니다.

첫머리의 대화는 암 환자와 의사 사이에서 오간 대화입니다. 남편과 둘이 생활하고 있는 50대 여성 환자는 10년 전에 유방암에 걸려 수술을 받고 호르몬치료와 항암치료를 받아 왔습니다. 일반적으로 항암치료는 치료를 받다가 암이 다른 곳으로 전이되면 치료제를 변경하는 방식으로 진행됩니다. 이 환자 역시 전이된 곳이 생길 때마다 항암제를 바꾸면서 치료를 계속해 왔는데, 지금은 8번째 항암제를 투여받고 있었습니다. 항암치료를 받다가 몸이 까부라져서 며칠 동안 누워 있기도 하고 관절이 아파서 고생하기도 했습니다. 그러나 항암제를 바꿀 때마다 암이 작아졌기 때문에(사라지지는 않았지만) 직장을 계속 다니면서 열심히 치료를 받았습니다. 그런데 지난 몇 달간 항암제의 종류를 바꿔도 암이 진행되고 거기에 지병인 심장병까지 악화되면서 남편이 밀어 주는 휠체어를 타고 통원해야 하는 상태가 되었습니다.

다시 내원한 어느 날, 환자의 심부전은 더욱 악화되어 있었고 결국 입원해야 했습니다. 그다음 날 담당 의사가 환자에게 당시의 상태를 설명한 내용이 첫머리의 대화입니다.

담당 의사는 환자와 지난 10년을 돌이키면서 지금까지 고생했다며 위로했고, 항암치료 중단을 불안해하는 환자의 얘기를 경청했습니다. 그리고 환자의 가족들에게 항암치료를 계속할 경우와 중단할 경우 앞으로의 생활에 대해 구체적으로 말해 주었습니다.

이 환자가 항암치료를 그만두고 싶지 않았던 이유는 10년씩이나 힘든 치료를 해 왔는데 이제 와서 중단하면 지금까지 받은 치료의 효과가 사라지지 않을까 하는 생각이 들었기 때문입니다. 행동경제학에서는 이런 환자의 반응을 '매몰비용의 오류'라고 부릅니다. 매몰비용은 과거에 지불한 비용과 노력 중에서 돌아오지 않는 것을 말합니다. 예를 들어 콘서트 표를 구입한 경우, 그 표를 환불하거나 다른 사람에게 되팔 수 없다면 표를 구입한 비용은 매몰비용이 됩니다. 그런데 이미 표를 구입했기 때문에 나중에 더 매력적인 상황이 생기더라도 콘서트를 선택하기 쉽습니다. 표를 사용하면 그 비용을 되찾을 수 있다고 생각하겠지만 사실 그 생각은 틀렸습니다. 표를 사용하든 사용하지 않든 과거에 표를 구입한 비용은 돌아오지 않습니다. 애초에 표를 사용할 때의 만족도와 다른 일을 했을 때의 만족도를 비교해서 더 만족스러운 쪽을 선택했어야 합니다.

이 환자의 경우, 10년 동안 항암치료를 했다는 사실 그 자체는 앞으로 어떤 치료법을 선택할지와는 의학적으로 아무런 관계가 없습니다. 그러나 환자는 여기까지 치료를 해 왔으니까 도중에 그만두기 아깝다는 생각을 합니다. 과거의 항암치료는 이미 매몰비용이 되었고 지금 생각해야 할 것은 앞으로의 일뿐이라는 사실을 환자에게 이해시켜야 합니다.

의사는 환자가 매몰비용의 오류에 빠져 있음을 발견하고 환자의 불안감을 이해했습니다. 그리고 냉정하게 판단할 수 있도록 앞으로의 치료가 주는 유리한 면과 불리한 면을 설명했고, 이후 항암치료를 계속했을 때 생길 수 있는 부작용을 함께 생각해서 치료를 선택하는 것이 중요하다고 강조했습니다. 환자에게 과거의 비용보다는 미래의 비용과 편익을 생각하도록 촉구했던 것입니다.

2. "아직 괜찮아."_현상유지 편향

반년 전에 폐암과 뼈의 다발성 전이로 진단받고 항암치료를 받던 60대 여성 환자에게 새로운 암의 전이가 발견되어, 다른 종류의 항암치료를 시작했습니다. 이 환자의 경우에는 점점 더 뼈로 전이되면서 통증도 나타나기 시작했습니다. 담당 의사는 앞으로 증상이 더 악화되면 삶의 질이 떨어질 수 있다는 점을 감안해 증상 완화 전문의와 함께 진료하는 것이 좋겠다고 판단했습니다.

담당 의사 뼈에 통증이 나타났네요. 앞으로 증상이 더 나빠지면 생활에 지장을 줄 가능성이 있으니까 조만간 증상 완화 전문의에게 진찰받는 것이 좋겠습니다.

환자 선생님, 통증이 있기는 하지만 새로운 선생님에게 진료받을 정도는 아니에요.

담당 의사 앞으로 통증이 더 심해질 수 있어요.

환자 새로운 항암제를 이제 막 시작했잖아요. 아직 괜찮아요, 선생님.

담당 의사 …….

담당 의사는 '뼈에 통증이 생겼으니까 환자도 자신의 상태가 악화되고 있다는 사실을 어렴풋이 알았을 텐데, 별로 생각하고 싶지 않은가 보다.' 하고 생각했습니다. 그래서 "두 번째 항암제로 항암치료를 받는 분들에게는 일단 말씀드리는 거예요."라고 말하고 "우선 담당 의사가 진통제를 처방하고 그래도 통증이 덜해지지 않으면 전문의에게 진찰을 받아 보세요."라고 제안했습니다.

현재의 치료법을 유지하려는 환자의 반응은 행동경제학에서 말하는 현상유지 편향 때문입니다. 현재의 상태를 바꾸는 것을 손실로 간주하는 경향이 이런 편향이 발생하는 원인 중 하나입니다. 이런 경우 현재의 상태가 판단의 기준이기 때문에 표준적인 치료법을 참조점reference point(상황에 맞춰 임시로 정한 기준점)으로 바꿀 수 있도록 "일단 모든 분에게 말씀드리고 있습니다."라고 말하고 선택은 나중에 하는 방식으로 제안합니다.

3. "지금은 결정하고 싶지 않아요."_현재 편향

위독한 상태의 남성이 중환자실에서 치료를 받던 중 환자의 아내(60세)가 병원에 왔습니다. 아내는 남편의 상태를 예상하고 있었기에 조금 초조해하며 대기실에서 기다리고 있었습니다. 그때 담당 의사가 "이쪽으로 오세요."라고 부르며 간호사가 있는 면담실로 안내했습니다.

달달의사 이미 짐작하고 계시겠지만, 남편분은 위독한 상태입니다. 이러다가 심장이 멈추면 제 경험상 심장마사지를 해도 다시 뛰는 일은 거의 없습니다. 다시 뛴다고 해도 금방 멈춰서 더 고통스러울 가능성이 크다고 생각합니다. 이런 상황에서 '심장마사지 등의 연명치료를 하지 않고 자연스럽게 최후를 맞았으면 한다.'고 말씀하시는 가족분도 계시고 그래도 '연명치료를 원한다.'고 말씀하시는 가족분도 계십니다. 가족분의 의견은 어떻습니까? 만약 남편분이라면 어떻게 하셨을까요?

환자아내 지금 꼭 결정해야 하나요?

달달의사 그러시군요. 그럼, 내일 여쭙겠습니다. 만약 그 전에 심장이 멈춘다면 연락드리겠습니다.

〈그리고 다음 날〉

담당 의사 어떻게 하실지 결정하셨습니까?

환자 아내 아뇨. 너무 막중한 일이라 아직 결정 못했어요.

담당 의사 ······.

옆에 있던 간호사는 환자의 아내가 슬픔에 빠져서 연명치료 선택에 너무 큰 부담을 느끼고 있다고 생각했습니다. 그래서 비탄에 잠긴 아내의 곁에 앉아서 잠깐 그 옆을 지켜 주었습니다. "심장마사지 등의 연명치료를 하지 않더라도 많은 가족들이 잘 견뎌 내고 있어요."라며 의료진으로서의 의견도 말해 주었습니다.

쉽게 결정할 수 없는 문제이긴 하지만, 단순히 현재 편향 때문에 결정을 미루고 있을 가능성이 큽니다. 의사에게는 내일까지 결정하겠다고 약속을 해 놓고도 결정을 미루고 있기 때문입니다.

"많은 사람들이 그렇게 결정해요."라고 말하면서 동조해 주고, 자신의 적극적인 의사 결정이 아니라 어쩔 수 없이 다들 그렇게 한다고 느끼게 합니다. 부담감을 덜어 주면서 보다 바람직한 선택을 할 수 있는 환경을 만들어 주는 것입니다.

4. "암이 사라졌다."_가용성 휴리스틱

한 회사의 중역을 맡고 있는 50대 남성이 검진에서 대장암, 간의 다발성 전이 및 기타 복강의 전이가 있다는 진단을 받았습니다. 갑자기 암이라는 소리에 환자는 크게 충격을 받았습니다. 환자는 "항암제를 쓰겠지만 암이 완전히 사라지지는 않아요." 라는 의사의 말에 덜컥 불안한 마음부터 들었습니다. 그때 그 환자가 '강력한 면역력 증강제 ○○○을 먹고 암이 사라졌다.' 는 다른 환자의 상세한 체험담이 실린 신문광고를 보게 되었습니다.

담당의사 다음 주부터 입원해서 항암제 치료를 시작하시죠.

환자 얼마 전 신문에서 '○○○을 먹고 암이 사라졌다.'는 광고를 봤는데요, 선생님도 알고 계신가요? 체험담도 나와 있고, 부작용도 거의 없는 것 같더라고요. 그래서 그걸 먼저 먹어 보고 안 되면 그때 항암제를 시도하고 싶습니다.

담당의사 ○○○은 잘 모르겠지만, 뭔지도 모르는 그런 것보다는 의학적인 근거도 있고 이미 효과가 있다고 증명된 항암제를 써 보세요.

환자 하지만 신문에 크게 실려 있었다고요. 면역력으로 암이 완치되었다고.

담당의사 …….

옆에서 이 과정을 지켜본 외래 간호사는 갑자기 암이라는 말을 들어서 환자가 충격을 받은 탓에 이런 말을 한다고 생각했습니다. 그래서 별실에서 환자의 불안한 마음을 경청하고 "보통 이런 광고는 과대광고예요. 대다수에게 효과가 있다고 증명된

게 아니라 그 환자한테만 효과가 있었다는 개인적인 체험담인 경우가 많아요. 결국에는 암이 더 진행되고 나서 병원으로 다시 오는 환자를 많이 봤어요."라고 말해 주었습니다. 그리고 신문 광고에 실린 약이 유해한지 여부를 확인한 다음에 항암제와 같이 써 보자는 선택지를 환자와 담당 의사에게 제안했습니다.

위의 예처럼 의학적으로 증명된 치료법보다 주변에서 쉽게 눈에 띄는 정보를 바탕으로 의사를 결정하는 것을 행동경제학에서는 가용성 휴리스틱에 의한 결정이라고 합니다. 이에 간호사는 환자의 의사 결정을 존중하면서도 올바른 정보가 아니라는 사실을 알려 주었고 구체적인 방안을 제시하면서 환자의 마음을 이해하고 있다는 것을 보여 주었습니다. 이런 간호사의 대응은 가용성 휴리스틱을 잘 활용한 예입니다.[1]

오타케 후미오, 오타니 히로유키

제2장
행동경제학의 주요 이론

이 장의 포인트

○ 불확실한 상태에서 하는 의사 결정은 확실성효과와 손실회피를 바탕으로
  하는 전망이론으로 설명할 수 있다.

○ 현재와 미래 사이의 선택에는 현재 편향이 있다.

○ 사람들은 자기 자신만 생각하지 않고 다른 사람에 대해서도 생각하는
  사회적 선호를 가지고 있다.

○ 사람들은 합리적인 추론보다는 직관적인 의사 결정을 한다.

○ 행동경제학적인 특성을 이용하면 사람들의 행동을 보다 더 좋은 방향으로
  넛지할 수 있다.

1. 인간의 의사 결정에서 나타나는 버릇

많은 의사들이 환자에게 정보를 제공하는 이유는 정확한 의학 정보가 제공된다면 환자가 합리적인 의사 결정을 할 수 있을 거라 믿기 때문입니다. 하지만 앞서 보여 준 사례에서 알 수 있듯이 의학적으로 바람직한 의사 결정을 하는 환자는 그렇게 많지 않습니다. 의료진은 환자의 의사 결정에 어떤 특성이 있는지 잘 이해한 다음 정보를 어떻게 제공할지를 생각해 봐야 합니다. 그리고 환자는 적절한 의사 결정을 할 수 있도록 의사가 준 정보를 바탕으로 스스로 빠지기 쉬운 의사 결정의 편향을 이해해야 합니다.

사람의 의사 결정에는 어떤 특징이 있을까요? 행동경제학은 인간의 의사 결정에서 나타나는 버릇을 몇 가지 관점으로 정리했습니다. 그 관점은 확실성효과와 손실회피를 바탕으로 하는 전망이론, 시간할인율의 특성인 현재 편향, 타인의 효용과 행동에 영향을 받는 사회적 선호, 합리적인 추론이 아닌 직감적인 의사 결정을 보이는 한정합리성이라고 하는 4가지입니다. 이 장에서는 이들 개념을 쉽게 설명하고 행동경제학을 활용한 넛지 방법을 소개합니다.

2. 전망이론(확실성효과와 손실회피)

전망이론은 대니얼 카너먼Daniel Kahneman과 아모스 트버스키Amos Tversky에 의해 제창된 이론으로, 리스크에 대응하는 태도에 따른 의사 결정의 특징을 보여 줍니다.[1] 전망이론은 확실성효과와 손실회피라고 하는 두 가지 특징으로 이루어져 있습니다.

확실성효과

의료 현장에서 의사 결정의 대부분은 불확실한 상태에서 이루어집니다. 어떤 치료법으로 치료될 확률은 x%라든가 부작용이 발생할 확률은 y%라든가 하는 정보가 주어지면 이에 따라 의사와 환자가 치료 방침을 결정합니다. 이렇게 확률을 보고 의사 결정을 할 때는 객관적인 숫자로서의 확률과 우리들이 인식하는 확률에 조금 차이가 있습니다.

다음 문제의 2가지 선택지 중에서 하나를 선택하라면 여러분은 어느 것을 선택하시겠습니까?

문제 1

A   80%의 확률로 4만 원에 당첨

B   100% 확실하게 3만 원에 당첨

수차례 실험해 본 결과 많은 사람들은 B의 '100% 확실하게 3만 원에 당첨'인 선택지를 고른다고 합니다. 그렇다면 다음 2가지 선택지 중에서는 어느 것을 선택하는 사람이 더 많았을까요?

문제 2

C   20%의 확률로 4만 원에 당첨

D   25%의 확률로 3만 원에 당첨

이 2가지 중에서 선택하게 하면 C의 '20%의 확률로 4만 원에 당첨'을 고르는 사람이 많다고 합니다. 문제 1에서는 B를 선택하고 문제 2에서는 C를 선택하는 사람의 행동은 전통적인 경제학에서 말하는 합리성의 가정과는 맞지 않습니다. 그 부분을 한번 살펴봅시다. x만 원의 선택지에 당첨되었을 때 느끼는 만족도를 '만족도(x만 원)'이라고 했을 때, 문제 1에서 B를 선택한 사람은

만족도(3만 원) > 0.8 × 만족도(4만 원)

이라고 하는 취향을 가졌다고 표현할 수 있습니다.

여기에서 이 식의 양변에 0.25를 곱해도 이 관계는 변하지 않습니다. 즉,

0.25 × 만족도(3만 원) > 0.2 × 만족도(4만 원)

라는 관계가 된다고 예상할 수 있습니다. 이 식은 20%의 확률로 4만 원을 받기보다는 25%의 확률로 3만 원을 받는 쪽이 더 만족스럽다는 의미입니다. 따라서 문제 1에서 B를 선택한 사람이라면 문제 2에서는 D를 선택할 것으로 예상됩니다. 하지만 예상과 달리 실제로는 문제 1에서 B를 선택한 사람들 중 다수가 문제 2에서 C를 선택했습니다. 이 점은 전통적인 경제학에서 말하는 합리성의 가정과는 모순됩니다.

행동경제학에서는 객관적 확률과 주관적 확률 사이에 괴리가 있을 수 있다고 생각합니다. 80%와 90%라고 하는 비교적 높은 확률을 주관적으로는 그보다 낮게 느끼는 경향이 있습니다. 반면에 10%와 20%라는 비교적 낮은 확률을 주관적으로는 그보다 높게 느끼는 경향이 있습니다. 우리는 이런 확률 인식 때문에 불확실한 의사 결정을 하고 있습니다. 확실한 것과 불확실한 것 중에서는 확실한 것을 강하게 선호하는 경향이 있는데, 이를 '확실성효과'라고 합니다.

그림 2-1 · 확률가중함수

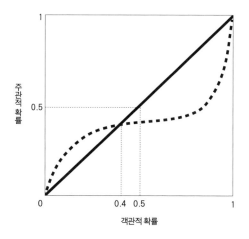

카너먼과 트버스키에 따르면, 우리가 인식하는 주관적 확률과 객관적 확률에는 다음과 같은 차이가 있다고 합니다. 30~40% 사이의 범위에서는 객관적 확률과 주관적 확률이 대략 일치합니다. 그러나 확실하게 발생하지 않는 0%와 그에 가까운 낮은 확률 사이의 범위에서 우리는 그 확률을 실제보다 높은 확률로 발생한다고 인식합니다. 반대로 확실하게 발생한다는 확률 100%의 상황에서는 약간 리스크가 발생하면 확실성이 크게 낮아졌다고 느낍니다.[2] 이상의 내용을 그림으로 나타내면 그림 2-1과 같으며, 이를 '확률가중함수'라고 부릅니다.

의료 현장에서는 이렇게 주관적인 확률과 객관적인 확률이 차이가 나타나는 상황에서 의사 결정을 내려야 할 때가 많습니다. 예를 들어 백신 예방 접종의 부작용이 0.01% 확률로 발생한다거나 후유증이 1% 확률로 생긴다고 하면 굉장히 작은 확률인데도 우리는 발생률이 그 숫자보다 더 크다고 느낍니다. 그래서 합리적인 판단을 하기 어려운 상황이라면 차라리 확률로 표현하지 않는 것도 한 방법입니다. 1% 확률로 좋지 않은 상황이 발생하는 경우라면 "100명 중 99명에게는 부작용이 발생하지 않습니다."라고 표현하는 편이 부작용의 위험을 적게 느낍니다.

주관적 확률과 객관적 확률의 차이에는 자신 과잉과 낙관이라고 하는 요소가 있습니다. 자신이 성공할 확률을 객관적인 예상치보다 높게 예상하는 것입니다. 특히 자신의 능력을 과대하게 인식함으로써 성공할 확률을 높게 보는 경우가 자신 과잉입니다. 연구 결과에 따르면 자신 과잉은 남녀에 차이가 있다고 합니다. 토너먼트 경쟁을 통한 보수와 성과에 따른 보수 중에서 하나를 선택하는 연구는 여러 나라에서 실시되었습니다. 선진국의 연구 결과에 따르면, 많은 경우에서 능력이 똑같은데도 불구하고 여성보다는 남성이 토너먼트 경쟁을 통한 보수 체계를 선택하는 경향이 있다고 합니다. 그 이유로는 위험 회피도 및 경쟁 선호에 차이가 있고, 거기에 더해 자신 과잉에 있어서 남녀의 차이가 존재한다는 점을 들고 있습니다.[3] 마찬가지로 팀에서 리더를 뽑을 때도 남성이 스스로 더 능력이 높다고 주장하기 때문에 결과적으로 여성보다 남성이 리더로 선택되는 경우가

많다고 합니다.[4]

손실회피

전망이론의 또 다른 축은 '손실회피'입니다. 손실회피를 이해하기 위해 동전 던지기에서 어느 쪽을 선호하는지에 대해 한번 생각해 보겠습니다.

문제 3

A 동전을 던져 앞면이 나오면 2만 원을 받고 뒷면이 나오면 아무것도 받지 않는다.

B 확실하게 1만 원을 받는다.

그렇다면 다음 문제는 어떨까요?

문제 4

C 동전을 던져 앞면이 나오면 2만 원을 내고 뒷면이 나오면 아무것도 내지 않는다.

D 확실하게 1만 원을 낸다.

이 동전 던지기 질문에서는 문제 3에서 B를 선택하고 문제 4에서 C를 선택하는 사람이 많습니다. 평균적인 이익을 따져 보면 문제 3에서는 두 가지 선택 모두 1만 원 이익이고, 문제 4에서는 각각 1만 원 손실입니다. 만약 평균 이익이 같을 경우 리

스크를 회피하는 경향을 가진 사람이라면 문제 3이든 문제 4든 관계없이 확실한 선택지를 고를 것입니다. 그러나 이익이 생기는 상황(문제 3)에서는 리스크가 있는 선택지보다 확실한 선택지를 선호하는 사람인데도 손실이 생기는 상황(문제 4)에서는 리스크가 큰 선택지를 선택하는 경향이 있습니다. 즉 손실이 생기는 상황에서 리스크를 선호하는 경향을 보이게 됩니다. 그렇다면 다음의 경우에는 어떤 선택을 할까요?

문제 5 당신의 월급이 300만 원이라고 가정하겠습니다.

E 동전을 던져서 앞면이 나오면 이번 달 월급은 280만 원, 뒷면이 나오면 원래대로 300만 원.

F 이번 달 월급이 확실히 290만 원.

문제 5는 '○만 원 지불'이라는 손실 표현이 아니라 '월급 ○만 원을 받는다.'는 이익 표현으로 써져 있다는 점에서 차이가 있지만 본질적으로는 문제 4와 동일합니다. 그럼에도 불구하고 문제 4에서 C의 리스크가 있는 선택지를 고른 사람이라도 문제 5에서는 확실한 선택지인 F를 고르는 사람이 나옵니다.

이처럼 우리의 의사 결정에는 손실을 회피하려는 특성이 있으며, 이 특성을 그림 2-2로 설명하는 경우가 많습니다. 이 그림에서 가로축은 이익과 손실을 나타냅니다. 원점은 특정한 참조점입니다. 지금의 상황이라면 보통 현재의 소득 수준이 참조점이 됩니다. 오른쪽으로 갈수록 참조점보다 이익이 많음을 의

그림 2-2 · 전망이론의 가치함수

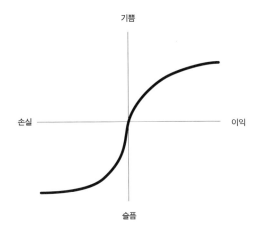

미합니다. 반대로 왼쪽으로 가면 참조점에 비해 손실이 커집니다. 세로축은 각각의 이익이나 손실에서 얻을 수 있는 가치입니다. 이득을 얻으면 기쁨이라는 (+)의 가치를 느낍니다. 원점에서 위로 갈수록 (+)의 가치는 커집니다. 반대로 원점에서 아래로 간다면 손실에 의한 (-)의 가치가 커진다는 의미입니다.

그림 2-2에서 곡선은 가치를 나타내는데, 손실회피는 원점의 좌우에서 이 곡선의 기울기가 크게 다른 것을 말합니다. 그래서 이익이 발생했을 때 기쁨이 증가하는 정도보다 손실이 발생한 경우에 슬픔이 감소하는 정도가 더 큽니다. 다시 말하면, 이익·손실과 가치의 상관관계를 나타내는 곡선이 원점

의 좌우에서 기울기가 다르며, 손실 국면의 기울기가 더 큽니다. 이것은 손실을 입을 경우에 가치는 실제 손실의 크기보다 더 크게 감소함을 의미합니다. 그 결과, 이익보다 손실을 훨씬 더 싫어하게 되는데, 이를 손실회피라고 합니다.

전통적인 경제학에서는 소비와 여가의 수준, 그 자체에서 가치를 느낀다고 말합니다. 그러나 전망이론에서는 사람들이 참조점과의 차이에서 가치를 느낀다고 봅니다. 일반적으로는 현재의 상황이 참조점이 되겠지만, 자신이 구입한 가격, 자신의 과거 소득과 소비 수준, 타인의 소득 수준과 소비 수준 등 다양한 요소가 참조점이 될 수 있습니다. 문제 5를 예로 들어서 말한다면, 참조점은 동전을 던지기 전의 소득 수준이고, 우리는 그 수준에서 소득이 늘어난 금액과 줄어든 금액에서 가치를 느끼게 됩니다.

사람들은 이 참조점을 넘어서는 이익과 그보다 밑도는 손실을 두고, 동일한 금액의 변화라고 하더라도 이익보다는 손실을 훨씬 더 싫어합니다. 실험 결과에 따르면 이익과 손실이 같은 금액이라도 해도 손실을 2~3배 더 싫어하는 것으로 나타났습니다.

손실회피의 또 다른 특징은 이익이든 손실이든 증가할 경우에 증가하면 할수록 그 차이를 느끼는 정도는 감소한다는 점입니다. 이 특성이 리스크에 대응하는 태도에 확연한 차이를 보입니다. 의료 현장에서는 확실한 쪽을 선택해서 리스크를 회피하는 경향이 있는 반면에, 손실 국면에서는 확실한 것보다 리스크를 선호하는 경향이 나타난다는 특징이 있습니다. 이를 통해 사람들이 왜 손실을 확정하는 안전한 선택지보다 큰 손실의 가능성은 있지만 리스크가 있는 선택지를 고르는지 설명할 수 있습니다. 현재의 참조점을 유지할 수 있기 때문입니다.

예를 들어, 주식 투자에서 구입한 가격보다 주가가 상승할 경우에는 주식을 팔아서 이익을 확정할 수 있지만, 주가가 하락하면 손절할 수 없다고 하는 행동도 손실회피로 설명할 수 있습니다. 이 책의 제1장에서 소개한 예처럼 연명치료에서 완화의료로 쉽게 전환하지 못하는 환자나 환자 가족의 의사 결정 역시 손실회피로 설명이 가능합니다.

만약 참조점이 동료의 행동이라고 한다면 동료에게서 뒤처지지 않고 싶어 하는 동료효과peer effect와 동조효과conformity effect도 설명할 수 있습니다. 환자의 경우, 같은 질병을 앓고 있는 다른 환자가 참조점이 된다면, 그 환자들이 선택한 치료법을 선택하기 쉽다는 말이 됩니다.

프레이밍 효과framing effect

손실회피나 확실성효과 등을 배경으로 해서, 같은 내용이라도 표현 방법만 바꾸면 사람들의 의사 결정이 달라지는 현상을 '프레이밍 효과'라고 부릅니다.

어떤 수술을 시행할지 고민 중인 상황에서 다음의 정보를 듣게 된다면, 당신은 수술을 하겠습니까?

A 수술 후 1개월의 생존율은 90%입니다.

B 수술 후 1개월의 사망률은 10%입니다.

의료진에게 이와 같은 질문을 했더니 정보 A에는 약 80%의 사람이 수술을 하겠다고 답했지만, 정보 B에는 수술을 하겠다는 사람이 50%밖에 되지 않았다는 연구가 있습니다.[5] 내용으로 보자면 A와 B는 동일한 정보입니다. 하지만 손실을 강조한 표현인 정보 B를 들은 경우에는 수술을 선택하지 않으려고 합니다. 이것은 프레이밍에 의해 사망률이라고 하는 손실이 강조되면서 사람들이 손실회피 행동을 하도록 만들기 때문입니다.

아이에게 '시험 성적이 지난번보다 오르면 2만 원을 준다.'는 제안과 '지금 2만 원을 주지만, 시험 성적이 지난번보다 떨어지면 다시 돌려받는다.'는 제안은 실질적으로 동일한 제안입니다. 그러나 후자는 손실회피를 강조한 프레이밍입니다.

현상유지 편향

'현상유지 편향'은 현재 상태를 바꾸는 편이 더 바람직한 데도 불구하고 그대로 유지하려는 경향을 말합니다. 현상유지 편향은 현재 상태를 참조점으로 여기고, 거기에서 변경되면 손실이라고 느끼는 손실회피가 나타난다고 볼 수도 있습니다.

또한 현재의 상태를 소유하고 있다고 여겨서 '보유효과'가 발생하고 있다고 생각할 수도 있습니다. 보유효과는 소유하고 있는 물건의 가치를 높게 평가하는 현상으로, 동일한 물건이라도 소유하기 전과 소유한 이후에 그 물건의 가치를 다르게 매기는 특성을 말합니다.[6] 기업이 무료로 샘플을 배포하는 것은 이 보유 효과를 노린 판매 전략입니다. 같은 치료 방법을 유지하려고 하는 환자의 의식도 현상유지 편향 중 하나입니다.

3. 현재 편향

비만은 각종 생활습관병의 원인이 된다고 알려져 있습니다. 40세부터 74세까지의 사람을 대상으로 대사증후군에 관련된 특정 건강진단을 실시하는 이유 역시 생활습관병을 예방하기 위해서입니다. 많은 사람들이 뚱뚱해지면 앞으로 건강이 악화될 가능성이 높아진다는 사실을 알고 있습니다. 그럼에도 불구하고 비만 인구는 줄지 않습니다.

전통적인 경제학에서는 '살찐 사람은 합리적인 의사 결정의 결과로 뚱뚱해졌다.'고 생각합니다. 즉, 식사를 하면서 한 입 더 먹었을 때 충족되는 기쁨과 그로 인해 살이 찌는 손실을 저울질해 보고, 전자가 후자보다 클 때까지는 계속해서 먹고, 서로 균형이 맞게 되면 그만 먹는다고 생각합니다. 그 결과로 살이 찐다면 처음부터 각오했던 일이기 때문에 후회하지 않을 거라는 것입니다. 만약 살찌고 싶지 않았다면 식사하기 전에 섭취하는 칼로리를 제한했을 거라는 얘기입니다.

그러나 실제로는 다이어트를 시작해도, 일단 오늘까지는 먹고 내일부터 다이어트를 하겠다는 사람이 꽤 있습니다. 계획은 잘 세우지만 정작 실천할 때가 되면 현재의 즐거움을 우선하고 시작을 미루는 거지요. 행동경제학에서는 이런 특성을 '현재 편향'이라는 개념으로 이해합니다. 현재 편향을 실감할 수 있는 질문이 다음의 문제 6과 문제 7입니다.

문제 6
A 지금 100만 원을 받는다.
B 1주일 후에 101만 원을 받는다.

문제 7
C 1년 후에 100만 원을 받는다.
D 1년 1주일 후에 101만 원을 받는다.

문제 6에서는 A를, 문제 7에서는 D를 선택하는 사람이 많습니다. 1주일을 기다리면 1만 원을 더 받는다는 말은 1주일을 기다리면 1%의 금액이 증가한다는 의미이기 때문에 금융 상품으로 생각하면 굉장히 높은 금리입니다. 그러나 많은 사람들이 그 금리를 포기하고 금액이 낮더라도 현재 시점에 돈을 받으려고 합니다.

한편 금리가 1주일에 1%라는 점은 동일하지만, 그것이 1년 후의 일이라면 1주일 늦게 받는 쪽을 선택합니다. 즉 먼 미래의 일이라면 참을성 있는 선택을 할 수 있지만, 당장의 일이라면 안달이 나서 이익이 적더라도 바로 손에 넣는 쪽을 선택하는 거지요.

이것은 높이가 다른 2개의 나무를 멀리에서 볼 때와 가까이에서 볼 때, 두 나무의 높이가 다르게 보이는 현상과 같습니다. 그림 2-3과 같이 멀리 떨어진 지점 (가)에서 2개의 나무를 바라

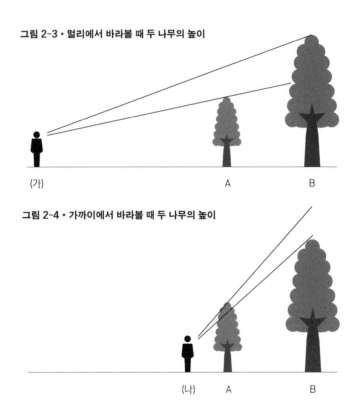

그림 2-3 · 멀리에서 바라볼 때 두 나무의 높이

그림 2-4 · 가까이에서 바라볼 때 두 나무의 높이

보는 경우, 더 멀리 있는 키 큰 나무 B가 앞쪽에 있는 키 작은 나무 A보다 커 보입니다. 그러나 그림 2-4와 같이 키 작은 나무 A에 더 가까이 다가간 지점 (나)에서 두 나무를 보면 앞에 있는 나무 A가 뒤에 있는 나무 B보다 더 커 보입니다.

이렇게 먼 미래의 일이라면 조금이라도 높은 금액을 선택할 수 있으면서도, 가까운 미래의 일에서는 금액이 적더라도 즉시 손에 넣는 선택을 매력적이라고 느낍니다.

먼 미래에 다이어트를 시작할 거라면 다이어트로 미래에 얻을 수 있는 건강의 가치가 크다고 느끼겠지만, 지금부터 다이어트를 한다고 하면 미래에 얻는 건강의 가치보다 지금 먹는 즐거움의 가치가 더 크다고 느끼는 겁니다.

이러한 현재 편향은 다양한 상황에서 볼 수 있습니다. 초등학생이나 중학생 시절에 여름방학 숙제를 언제 했는지 물어보면 많은 사람들이 여름방학이 끝날 때쯤 했다고 대답합니다. 그런데 여름방학이 되기 전에 방학 숙제를 언제 할 생각인지 물어보면 많은 사람들이 여름방학의 초반에 할 생각이라고 대답합니다. 이것 역시 현재 편향 때문에 발생하는 지연 행동이라고 해석할 수 있습니다. 시간이 흘렀다는 사실 외에는 다른 환경의 변화가 없는데도 선택이 변하는 것을 '시간 비일관성time inconsistency 의 의사 결정'이라고 부릅니다.[7]

커미트먼트(자기구속법)의 이용

사람들은 대부분 현재 편향을 가지고 있습니다. 하지만 그 사람들 모두가 지연 행동을 하지는 않습니다. 행동을 지연하지 않도록 '커미트먼트'를 사용하는 사람이 많기 때문입니다. 커미트먼트는 스스로 미래의 행동에 미리 제약을 걸어 두는 방법을 말합니다. 노후 계획으로 저축을 할 때 단기간 안에 인출할 수 없도록 급여 공제형 저축을 선택하는 행동도 커미트먼트입니다. 금연이나 다이어트를 시작하면서 처음부터 주위에 목표를 선언하고 담배와 과자를 사 두지 않는 행동 역시 이에 해당합니다.

현재 편향이 있어서 앞으로 지연 행동을 할 가능성이 있는 사람이라면 커미트먼트를 써 볼 필요가 있습니다. 행동경제학에서 말하는 현명한 사람은 자신에게 현재 편향이 있음을 자각하고 커미트먼트를 사용해 현재 편향을 사전에 차단합니다. 이와 달리 단순한 사람은 자신에게 현재 편향이 있는데도 스스로 현재 편향이 없다고 생각합니다. 단순한 사람은 지연 행동을 하기 쉬운 경향이 있기 때문에 결과적으로 근시안적인 행동을 할 때가 많습니다. 그래서 참을성이 필요한 일을 계획할 수는 있어도 정작 실행할 때가 되면 그 계획을 취소하거나 미루게 됩니다.

4. 사회적 선호(이타성·호혜성·불평등 회피)

전통적인 경제학에서는 자신의 물질적·금전적 이익만을 선호하는 이기적인 개인을 상정하는 경우가 많았습니다. 이에 반해, 행동경제학에서는 자신의 물질적·금전적 선호와 함께 다른 사람의 물질적·금전적 이익에도 관심을 보이는 사람들을 상정합니다. 이처럼 다른 사람의 물질적·금전적 이익에 대한 선호를 '사회적 선호social preferences'라고 부릅니다.[8]

사회적 선호에는 다른 사람의 이익에서 효용을 얻는다는 이타성, 친절한 행동에 대해 친절한 행동으로 되돌려 주는 호혜성, 불평등한 분배를 싫어하는 불평등 회피 등이 있습니다. 행동경제학에서는 많은 실험 연구의 결과를 설명할 목적으로 사회적 선호를 도입했습니다.

가장 유명한 예로는 독재자 게임[9]의 결과를 들 수 있습니다. 독재자 게임은 일정 금액(예를 들어 1만 원)을 받은 사람에게, 만약 받은 돈 중에서 누군가에게 기부를 한다면 얼마를 기부할지 물어보고 기부금을 받는 실험입니다. 이기적인 사람이라면 1원도 기부하지 않을 것입니다. 그런데 많은 실험 결과에서 비록 게임이기는 하지만 일정 비율의 사람들이 가진 돈의 일부를 기부하는 것으로 나타났습니다.

이런 실험 결과를 설명하기 위해 행동경제학에서는 사람들이 어떤 사회적 선호를 가지고 있다고 가정합니다. 그중에서 다른 사람의 만족도가 높아지면 자신의 만족도가 커진다고 하는 '이타성'이 잘 알려져 있습니다. 이타성에는 2가지 형태가 있습니다. 첫째는 순수한 이타성이고, 둘째는 온정적 이타성입니다. 순수한 이타성은 다른 사람의 행복도가 높아지는 데서 자신의 행복도가 커지는 것을 말합니다. 한편, 온정적 이타성은 다른 사람을 위한 자신의 행동과 기부금 자체에서 행복감을 느끼는 것입니다.

'호혜성'은 다른 사람이 자신에게 친절한 행동을 했을 때, 그 것을 갚는 선호를 말합니다. 혜택을 준 사람에게 직접 은혜를 갚 는 것을 직접 호혜성, 다른 사람에게 혜택을 주어 간접적으로 은 혜를 갚는 것을 간접 호혜성이라고 부릅니다. 호혜성은 많은 사 람들이 가지고 있는 선호입니다. 뭔가를 증여해서 사람들의 의 욕을 이끌어 내는 행위 역시 호혜성을 이용한 예로 볼 수 있습니 다. 경제학에서는 기업이 직원에게 평균보다 높은 임금을 지불 하면, 직원은 경영자로부터 증여받았다고 느끼고 그만큼 열심 히 일한다는 생각이 상식입니다. 마찬가지로 의료진이 자신을 대할 때 일상적인 업무 수준 이상으로 정성껏 대한다고 느낀다 면, 환자는 의료진의 기대에 부응하기 위해 적극적으로 건강 행 동을 할 가능성이 있습니다.

또한 소득 분배의 불평등, 그 자체를 싫어하는 '불평등 회피' 라는 특성도 관찰됩니다. 불평등 회피는 자신의 소득이 높은 것 은 바람직하지만, 다른 사람보다 높거나 낮다는 사실이 자신의 만족도를 떨어트리는 경향입니다.

5. 한정합리성

전통적인 경제학에서는 사람들이 자신이 얻을 수 있는 정보 를 최대한 이용해 합리적으로 추론하고, 그에 근거해 의사 결정을 한다고 생각해 왔습니다. 그러나 의사 결정에는 사고 비용이 들기 때문에 직관적으로 판단하는 경우가 많으며, 결과적으로 편향된 결정을 내리는 것으로 나타났습니다.

논리적으로 동일한 내용인데도 전달할 당시의 표현 방법이 어떠한가에 따라 전달받은 사람의 의사 결정이 달라진다는 프레이밍 효과, 자신의 지식 체계를 따라 직관적으로 판단하기 때문에 발생하는 의사 결정 편향인 휴리스틱스, 의사 결정을 할 때 그 범위를 한정해서 생각하는 심리적 회계 등이 편향된 의사 결정의 대표적인 예입니다.

매몰비용 편향 sunk cost bias

제1장에서 소개했던 내용 중에서 힘든 치료를 계속해 왔기 때문에 성과가 나올 때까지 치료를 유지하고 싶어 하는 환자의 의사 결정이 매몰비용 편향에 해당합니다. 경제학에서는 이미 지불해서 회수할 수 없는 비용을 '매몰비용'이라고 부릅니다. 회수할 수 없는 비용이기 때문에 앞으로의 의사 결정으로는 매몰비용의 액수를 변경할 수 없습니다. 따라서 합리적인 의사 결정을 하기 위해서 매몰비용은 더 이상 고려할 필요가 없습니다. 그런데도 많은 사람들이 매몰비용을 회수하려는 의사 결정을 하는 경향이 있습니다.

의지력 willpower

정신적 또는 육체적으로 피곤할 때는 우리의 의사 결정 능력

자체가 떨어진다고 합니다. 한 연구에 따르면, 개발도상국의 농가에서는 수확하기 전의 지적 능력보다 수확한 후의 지적 능력이 더 높다고 합니다. 경제적으로 불안한 상황일 때는 그날그날을 꾸려 나가기 위해 강한 의지를 발휘해야 합니다. 그래서 그 이외의 지적인 의사 결정 능력이 떨어지는 상황이 됩니다. 이처럼 특정한 시기에는 사람들이 제한된 의사 결정 능력밖에 없기 때문에 이를 보충해 줄 필요가 있습니다. 대부분의 환자 역시 육체적, 정신적으로 피로한 상태이므로, 의사 결정을 할 때는 이 점을 고려해야 합니다.

선택 과부하 choice overload

의료 기관과 치료 방법이 다양하면 어느 것을 선택할지 결정하기가 어려워서, 결국 치료를 받지 못하는 경우가 있습니다. 선택지가 너무 많으면 오히려 선택을 곤란하게 만들 수 있으므로 선택지를 줄여 주면서 선택을 독려할 수 있습니다.

정보 과부하 information overload

정보 과부하는 정보가 너무 많으면 좋은 의사 결정을 할 수 없게 되는 현상을 말합니다. 의료진은 정확한 정보를 환자에게 제공하기 위해 많은 양의 정보를 주지만, 지나치게 많은 정보는 환자가 바람직한 의사 결정을 할 수 없도록 만듭니다. 이때는 중요한 정보를 알기 쉽게 제시하는 데 신경을 써야 합니다.

평균으로의 회귀 regression toward the mean

여러 가지 이유로 숫자가 계속해서 바뀌는 상황을 가정해 봅시다. 이 일이 계속 반복될 때 나오는 숫자는 클 수도 있고 작을 수도 있겠지만 결과적으로 평균값은 변하지 않습니다. 통계적으로는 이번에 평균보다 극단적으로 크거나 작은 값이 나왔다면 다음번에는 평균값에 가까운 값이 나올 확률이 높아지는 성질이 있습니다. 마찬가지로 건강 상태가 확률적으로 변동하고 있는 상황이라면, 극단적으로 악화된 후에는 평균적으로 돌아올 가능성이 높다고 말할 수 있습니다. 즉 병이 악화된 상황이라면 어떤 치료를 해도 건강을 회복할 가능성이 높은 것입니다. 병이 악화된 상황에서 민간요법으로 치료하는 경우도 마찬가지입니다. 실질적으로 효과가 없는 치료법이었다고 하더라도 시기상 건강이 회복될 가능성이 높은 탓에 그때 썼던 민간요법이 효과가 있었다고 믿기 쉽습니다.

심리적 회계 mental account

일해서 번 돈이든 복권에 당첨된 돈이든 사실상 같은 돈인데도 불구하고, 그 돈을 번 방법에 따라 사용하는 방법도 달리하는 경향이 있습니다. 힘들게 고생해서 번 돈은 아끼는 반면에 쉽게 번 돈은 쉽게 써 버립니다. 또 돈을 관리하면서 식비와 여가비 등으로 목적을 나누어 놓았다면 상황이 변했는데도 처음에 정한 용도로만 돈을 사용하려는 경향이 있습니다. 여가비 명목으로 구입한 오페라 표를 잃어버린 경우 여가비로 계획한 돈을 다 썼다면 표를 사지 않고 오페라 관람을 포기합니다. 식비 등의 다른 부분에 여유가 있어도 그 돈으로 표를 사지는 않습니다. 마찬가지로 하루 단위의 수입과 지출 계획을 세웠다면, 그보다 장기간의 계획이 합리적이더라도 하루 동안의 수입과 지출 계획만을 목표로 하고 맙니다. 이런 특징을 '심리적 회계'라고 부릅니다.

치료를 선택할 때 치료 방법에 대한 동의서가 세분화되어 있으면 그 하나하나에 대한 의사 결정에 집중하게 됩니다. 그 결과 전체적인 치료 방법에 대한 의사 결정을 하기 힘들어지게 되는데 이런 상황 역시 심리적 회계의 영향입니다.

휴리스틱스heuristics

휴리스틱스는 편법에 의한 결정을 의미합니다. 정확하게 계산하거나 정보를 모으는 과정을 통한 합리적인 의사 결정과는 대조적인 의사 결정 방법입니다. 휴리스틱스에는 여러 가지가 있는데 그중에서 몇 가지를 소개하겠습니다.

-가용성 휴리스틱availability heuristic

가용성 휴리스틱은 정확한 정보를 이용하지 않고 주변의 정보와 그 자리에서 생각나는 지식을 바탕으로 결정하는 경향을 말합니다. 의료진이 제공하는 의학 정보가 아니라 지인이 사용한 약과 치료법을 믿는 것 역시 가용성 휴리스틱에 해당합니다.

-대표성 휴리스틱 representativeness heuristic

대표성 휴리스틱은 통계적 추론을 통해 합리적으로 의사 결정을 하지 않고, 유사한 속성만을 토대로 판단하는 경향을 말합니다. 예를 들면 "학창 시절에 학생운동을 하던 여성이 현재 종사하고 있는 직업은 '은행원'과 '페미니스트 은행원' 중에서 어느 쪽일 가능성이 높습니까?"라는 질문에 페미니스트 은행원이라고 답하는 경우입니다. 페미니스트 은행원은 당연히 은행원에 포함됩니다. 따라서 페미니스트로 한정한 은행원일 확률보다는 은행원일 확률이 분명히 높은데도, 학생운동이라는 말에서 페미니스트를 연상한 탓에 페미니스트가 포함된 선택지를 고릅니다. 의료 연구에 따르면, 응급실로 이송된 환자를 40세 이상과 미만으로 나누어 비교했을 때, 40세 미만인 사람에 비해 40세를 갓 넘긴 사람이 허혈성 심질환으로 진단되는 경우가 많다고 합니다. 나이 차이가 크지 않은데도 30대라고 하면 의료진이 심근경색을 별로 의심하지 않는 것 역시 대표성 휴리스틱의 하나라고 해석할 수 있습니다.[10]

-닻내림효과 anchoring effect

전혀 무의미한 숫자라도 처음에 주어진 숫자를 참조점으로 삼으면서, 의사 결정이 그 숫자에 좌우되는 현상을 '닻내림 효과'라고 부릅니다. 예를 들어 $9 \times 8 \times 7 \times 6 \times 5 \times 4 \times 3 \times 2 \times 1$과 $1 \times 2 \times 3 \times 4 \times 5 \times 6 \times 7 \times 8 \times 9$를 비교한다면 앞의 숫자가 더 크다고 판단하는 경향이 있습니다. 우리의 의사 결정이 첫 번째 숫자에 좌우되는 경향이 있기 때문입니다. 명품 브랜드 매장에 고액의 최상품이 전시되어 있으면 소비자는 그 가격에 닻내림 되기 때문에 매장의 다른 상품이 저렴하다고 느낍니다.

—극단회피성 compromise effect

같은 종류의 상품에 상·중·하의 3종류가 있다면, 많은 사람들은 양 끝 쪽을 고르지 않고 중간을 선택하는 경향이 있습니다.

—동조효과 conformity effect

우리는 동료나 이웃의 행동에 따라 의사 결정을 하는 경향이 있으며 다른 사람의 행동에 동조하는 경향이 있습니다.

정리

지금까지 소개한 행동경제학의 주요 개념을 표 2-1로 정리했습니다. 행동경제학은 사람들의 선호에 대한 사고방식에서 경제학과 다른 특성을 가지고 있는데, 그중에서 손실회피, 현재 편향, 사회적 선호 3가지가 중요합니다. 한정합리성은 사람들의 계산 능력에 한계가 있다는 의미로, 주요 개념으로는 매몰비용 편향, 의지력, 선택 과부하, 정보 과부하, 평균으로의 회귀, 심리적 회계가 있습니다. 의사 결정에서의 휴리스틱스는 가용성 휴리스틱, 대표성 휴리스틱, 닻내림효과, 극단회피성, 동조효과가 대표적인 예입니다.

표 2-1 · 행동경제학의 중요한 개념

행동경제학적 특성	손실회피 현재 편향 사회적 선호(이타성·호혜성·불평등 회피)
한정합리성	매몰비용 편향 의지력 선택 과부하 정보 과부하 평균으로의 회귀 심리적 회계
휴리스틱스	가용성 휴리스틱 대표성 휴리스틱 닻내림효과 극단회피성 동조효과

6. 넛지

넛지nudge란?

의료에서 이루어지는 의사와 환자의 의사 결정에는 다양한 편향이 있습니다. '넛지'는 행동경제학적 특성을 활용해서 불안정한 의사 결정을 보다 더 좋은 쪽으로 바꿔 나가자는 사고방식입니다. 넛지는 '팔꿈치로 가볍게 쿡쿡 찌른다.'는 뜻의 영어입니다. 노벨 경제학상 수상자인 리처드 탈러Richard H. Thaler는 넛지를 '선택을 금하지 않고 경제적인 인센티브에 큰 변화를 주지도 않으면서, 사람들의 행동을 예측 가능한 형태로 바꾸는 선택 구조의 모든 요소를 의미한다.'[11]고 정의합니다.

일반적으로 사람들의 행동을 바꾸려고 할 때는 법적 규제에 따른 벌칙을 만들어서 특정 행동을 금지하고 선택의 자유 자체를 박탈하거나 세금이나 보조금 등의 경제적 인센티브를 사용하는 경우가 많습니다. 교육으로 사람들의 가치관 자체를 바꾸는 방법도 있습니다. 그러나 교육을 통한 가치관의 형성은 빠른 효과를 기대하기 어려울 뿐만 아니라, 의무교육 연령 이외의 연령층에는 반드시 유효한 방법이라고 말하기 어렵습니다.

넛지는 행동경제학적인 방법을 사용해 선택의 자유를 보장하고 금전적인 인센티브 없이도 행동의 변화를 이끌어 내는 방법입니다. 선택의 자유를 확보한 상태에서 사람들의 행동을 더 좋은 쪽으로 변화시키기 위해 정책이 개입하는 것을 인정하는 입장을 자유주의적 가부장주의라고 부릅니다. 이런 정책적인 유도에서 벗어나기 위해 비용을 지불해야 한다면 그것은 넛지라고 할 수 없습니다. 넛지는 명령이 아닙니다. 카페테리아에서 과일을 눈높이에 두고 과일을 더 많이 섭취하도록 장려하는 것은 넛지입니다. 그러나 건강 증진을 위해 카페테리아에 정크푸드를 두지 못하도록 금지하는 것은 넛지가 아닙니다.

넛지의 설계_행동 변화의 특성을 고려

넛지를 잘 설계할 수 있다면, 의료 현장에서 의사와 환자 모두 더 나은 의사 결정을 할 수 있습니다. 어떻게 하면 훌륭한 넛지를 설계할 수 있을까요? 넛지의 설계에서 가장 중요한 점은 스스로 자신의 행동 변화를 강하게 원하는 경우인지, 아니면 별

표 2-2 · 목적에 따른 넛지의 종류

		의식적	무의식적
바람직한 행동의 활성화	외적 활성화	• 세금 제도를 간소화해 납세를 촉진. • 쓰레기를 불법 투기하지 않도록 표지판 설치.	• 많은 사람들이 재활용을 하고 있다고 홍보. • 과속 방지를 위해 착시를 이용한 과속 방지 턱 표시.
자제력의 활성화	외적 활성화	• 자동차의 에너지 절약 운전을 장려하기 위해 연비계를 계기판에 설치.	• 불량 식품을 손이 잘 닿지 않는 곳에 보관.
	내적 활성화	• 음주 운전을 하지 않도록 대리운전을 미리 예약.	• 돈을 별도 계좌에 넣어서 낭비를 방지.

로 신경 쓰지 않았던 사실을 깨닫게 해서 행동 변화를 이끌어 내야 하는 경우인지를 판별하는 것입니다(표 2-2).

만약 전자라면 현재 편향과 자제력 부족이 원인일 경우가 많습니다. 즉, 이상적인 행동과 실제 행동 사이에 원래부터 격차가 있다는 점이 원인입니다. 이 경우에는 환자에게 커미트먼트를 제공하거나 자제력을 높여 주는 넛지가 효과적입니다.

커미트먼트를 제공하기만 해도 사람들은 그 방법을 선택할 것입니다. 저축을 더 많이 하고 싶어 한다면 급여에서 바로 공제하는 저축 제도와 신용카드의 한도액 설정이 이 유형에 맞는 넛지입니다. 체중을 줄이기 위해 매일 운동을 하기로 약속하고, 운동을 하지 않은 날에는 벌금을 내도록 하는 커미트먼트는 운동으로 살을 빼고 싶은 사람에게 굉장히 효과적인 넛지입니다. 그러나 이 커미트먼트는 운동으로 살을 빼고 싶어 하지 않는 경우에는 사용할 수 없습니다.

행동 변화를 의식적으로 하는지, 무의식적으로 하는지에 따라서도 넛지의 작성 방침이 달라집니다. 스스로 행동을 변화시키고 싶은 생각은 있지만 현상유지 편향 때문에 새로운 커미트먼트를 쓰기 어렵다면 기본값 설정을 변경하는 방법이 효과적입니다. 당사자가 분명한 의사표시를 하지 않은 경우라면 커미트먼트 이용에 동의한 것으로 보고, 그 방법을 이용하고 싶지 않을 때 쉽게 중단할 수 있도록 하면 됩니다. 대표적인 예로 장기기증에 대한 의사표시를 들 수 있습니다. 많은 사람들이 '뇌사라고 판정되면 장기를 기증하고 싶다.'고 생각합니다. 그럼에도 불구하고 '기증하지 않는다.'가 기본값인 일본에서는 별도로 의사표시를 해야 하기 때문에 실제 제공 의사를 표시하는 사람의 비율이 10% 안팎으로 낮은 수준입니다. 반대로 '기증한다.'가 법률로 정해진 기본값인 프랑스 같은 나라에서는 장기를 기증하는 비율이 100%에 육박할 정도입니다.

한편, 이상적 또는 규범적인 행동을 활성화해야 할 경우에는 사람들이 별로 신경 쓰지 않던 행동을 변화시킬 필요가 있습니다. 애초에 사람들이 의식하고 했던 행동이 아니기 때문에, 그 행동을 바꾸기 위한 넛지를 스스로 설정하지는 않습니다. 이 경우, 정부 등과 같은 외부 주체가 넛지를 설정할 필요가 있습니다. 이때는 사람들의 의식을 환기시키는 방법과 무의식적으로 행동이 변하도록 만드는 방법이 있습니다. 쓰레기 불법 투기를 줄이고 싶을 때, "쓰레기를 불법 투기하지 맙시다!"라는 내용의 표지판을 설치하는 방법은 외적인 강제를 사용한 의식적인 넛지입니다. 도로에 쓰레기통까지 발자국 그림을 그려 놓거나 불법 투기가 많은 장소에 지장 불상과 도리이(기둥문) 같은 종교적인 신성물을 설치하는 방법은 무의식적인 넛지입니다.

넛지의 선택 방법

넛지를 선택하기 위해서는 앞에서 말한 바와 같이 의사 결정의 상황을 분석해 어떤 행동경제학적인 병목현상이 있는지를 분석해야 합니다(표 2-3). 그때는 다음과 같은 관점으로 확인해 봅니다. 첫째, 스스로 해야 한다는 사실은 자각하고 있는데 달성할 수 없는가 아니면 바람직한 행동을 시도하도록 유도하는 것부터 해야 하는가? 둘째, 스스로 넛지를 줄 정도로 충분히 동기가 부여되어 있는가? 셋째, 정보를 정확하게 인지할 수 있다면 행동으로 옮겨지는가 아니면 정보 인지 과부하 상태로 그렇게 할 수 없는가? 넷째, 유발된 행동에 대해 경쟁 관계인 행동이

표 2-3 의사 결정의 병목현상

1. 스스로 해야 한다는 사실은 자각하고 있는데 달성할 수 없는가 아니면 바람직한 행동을 시도하도록 유도하는 것부터 해야 하는가?

2. 스스로 넛지를 줄 정도로 충분히 동기가 부여되어 있는가?

3. 정보를 정확하게 인지할 수 있다면 행동으로 옮겨지는가 아니면 정보 인지 과부하 상태로 그렇게 할 수 없는가?

4. 유발된 행동에 대해 경쟁 관계인 행동이 있어서 목적한 행동을 할 수 없는가 아니면 타성에 젖어서 행동할 수 없는가? 경쟁 행동을 억제해야 하는가, 목표 행동을 촉진해야 하는가?

있어서 목적한 행동을 할 수 없는가 아니면 타성에 젖어서 행동할 수 없는가? 경쟁 행동을 억제해야 하는가, 목표 행동을 촉진해야 하는가?

이러한 병목현상의 특징을 분명히 한 다음, 그 현상을 유발하는 행동경제학적 특징에 따라 적절한 넛지를 선택합니다. 그러나 문제의 상황에 따라 사용할 수 있는 넛지에 제약이 있는 경우도 많습니다. 기본값의 도입과 변경이 효과적이라고 판단되는 경우라도 애초에 그 방법을 사용할 수 있는지 여부가 문제되기도 합니다.

의사 결정 과정이 복잡해서 적절한 행동을 할 수 없다면 의사 결정의 절차를 단순화할 수 있는지도 검토해야 합니다. 정보통신 기술 등을 이용해서 개인이 의사 결정하는 번거로움을 줄일 수 있다면 그 이용 가능성을 검토할 필요가 있습니다.

넛지의 우선순위를 결정하는 데는 그 넛지가 의사 결정의 상위에 있는 병목현상을 해결할 수 있는지가 가장 중요합니다. 자제력을 높이는 넛지는 원래 그런 행동을 하고자 했던 사람에게만 효과가 있기 때문에 기본값을 설정하는 넛지에 비해 효과가 한정적입니다. 기본값을 설정하는 넛지는 많은 사람에게 효과가 있는 반면에, 누구에게나 비슷한 정도의 효과밖에 없지요. 그리고 넛지가 장기적으로도 효과가 있는지, 더 좋은 습관을 형성할 수 있는지도 우선순위를 생각하는 데 중요합니다.

오타케 후미오, 사사키 슈사쿠

제3장

현재 의료 행동경제학의 상황은 어떨까?

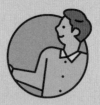

이 장의 포인트

- ○ 리스크를 싫어하는 사람은 일반적으로 건강 행동에 적극적이지만, 검진과 수진을 확실하게 하지는 않는다. 검진을 받는 행위에도 리스크가 따르기 때문이라 추정된다.
- ○ 성급하거나 잘 미루는 사람일수록 건강 행동에 소극적이다.
- ○ 행동경제학적 특성을 이용한 넛지는 환자의 행동 변화를 촉진한다.
- ○ 환자의 행동에 더 강한 영향을 주려면 의료진에게도 동시에 넛지를 주는 방법이 효과적일 수 있다.

1. 행동경제학적 특성과 건강 행동의 관계

리스크를 싫어하는 사람일수록 건강 행동을 하지 않는다

최근에 건강 행동에 대한 행동경제학의 연구가 급속하게 진행되고 있습니다. 의료 현장의 문제의식과 직결되는 연구가 많아서, 그 성과를 진료에 그대로 사용할 수 있거나 넛지를 설계할 때의 단서가 되는 연구도 있습니다.

의료 행동경제학의 연구는 크게 두 가지 형태로 나뉩니다. 하나는 의사 결정을 할 때 행동경제학적인 버릇이 적극적인 건강 행동을 조장하거나 반대로 방해하는 것을 밝히는 연구입니다. 다른 하나는 사람들의 행동경제학적인 버릇을 역이용해서 적극적인 건강 행동을 촉진하는 넛지에 대한 연구입니다.

먼저 첫 번째 형태인 행동경제학적 특성과 건강 행동의 관계를 밝히는 연구를 소개하겠습니다. 건강 행동은 기본적으로 불확실한 상태에서 하는 의사 결정이기 때문에, 리스크에 대한 태도와 건강 행동 사이에 밀접한 관계가 있다고 생각되어 왔습니다. 실제로 전망이론에서 살펴본 리스크에 대한 태도 중에서, 특히 리스크를 회피하려는 경향과 다양한 건강 행동 사이에 특징적인 관계가 있다는 사실이 밝혀졌습니다.

리스크를 회피하는 경향인 사람일수록 담배를 피우지 않거나 과음하지 않으며,[1] 비만하지 않고 안전벨트를 매는 경향이 있다고 합니다.[2] 또한 만성질환인 사람이 적고[3] 혈압 관리를 잘하며 이를 닦을 때 치실도 사용하는 경향이 있습니다.[4] 즉, 리스크를 싫어하는 사람일수록 건강하지 못한 선택을 피하고, 적극적으로 건강 행동을 합니다. 금전적인 리스크를 싫어하는 경향을 보면 건강 리스크를 싫어하는 경향도 예측할 수 있습니다.

리스크 회피 경향이란, 평균 이익이 높지만 동시에 이익이 0이 될 리스크가 있는 선택지보다는 평균 이익이 낮더라도 안전하고 확실한 선택지를 선호하는 것입니다. 이를 건강 행동에 적용해서 생각해 보면, 담배를 피우거나 과음하거나 과식하는 행동은 '그 행동에서 기대되는 만족도는 높지만, 건강을 해칠 가능성도 높은' 선택입니다. 그 때문에 리스크를 회피하는 경향의 사람은 건강 리스크가 있는 행동은 하지 않고, '평균적인 만족도는 낮지만, 건강을 악화시킬 가능성도 낮은' 선택지를 선호합니다.

다만, 모든 건강 행동에서 동일한 경향을 보이지는 않습니다. 사우스 플로리다 대학의 가브리엘 피코네[Gabriel Picone] 연구팀은 리스크를 회피하는 경향인 사람이 유방암 검진을 받지 않는다는 놀라운 연구 결과를 보고했습니다.[5]

리스크를 회피하는 경향인 사람이라면 미리 검진을 받아서 리스크를 제거할 것이라는 예상을 벗어난 결과였습니다. 연구팀은 그 이유를 다음과 같이 설명했습니다. 유방암 검진은 '유방암을 늦게 발견해서 생기는 리스크'를 낮추는 한편, '유방암을 발견해서 치료한 결과, 치료가 실패할 가능성'이라고 하는 또 다른 리스크에 맞닥뜨릴 가능성이 있습니다. 그러니까 검진이 리스크를 낮추기만 하는 선택은 아니라는 말입니다. 연구팀은 검진을 받는 것이 리스크를 낮추는 효과와 높이는 효과를 동시에 가지고 있으며, 리스크를 회피하는 경향인 사람에게는 유방암 검사를 받지 않는 편이 더 만족스러울 수 있다고 설명했습니다. 프랑스[6]나 일본[7]의 자료에서도 결과는 비슷했습니다.

안전한 선택지와 리스크가 있는 선택지 중에서 고르는 것이 아니라 검진 수료 유무에 관계없이 모든 선택에 리스크가 존재하는 상황이라면, 리스크를 회피하는 경향인 사람일수록 반드시 적극적인 건강 행동을 취한다고 말할 수는 없을 듯합니다.

성급하거나 잘 미루는 사람일수록 건강 행동에 소극적이다

다음으로 시간할인율이 큰(미래의 이익을 과소평가하는 개념) 사람과 현재 편향 때문에 미루는 경향이 강한 사람이 가지는 건강 행동의 특징을 살펴보겠습니다. 지금까지 수많은 연구에서 성급한 사람과 미루는 경향이 강한 사람일수록 적극적인 건강 행동을 취하지 않는 것으로 나타났습니다.

예를 들어 성급한 사람일수록 담배를 피우거나 비만이 되는 경향이 있습니다.[8] 또한 다양한 종류의 검진과 예방접종을 하지 않는다는 결과도 보고되었습니다.[9] 최근에는 의사가 지시한 식사 제한과 운동 요법 등을 잘 지키지 않는 경향에도 성급한 성격이 영향을 주는 것으로 알려졌습니다.[10]

마찬가지로 미루는 경향이 있는 사람일수록 담배를 피우거나[11] 신체 질량 지수body mass index, BMI 수치가 높고 비만이 높게 나타났습니다.[12] 또 본인 부담으로 치료한 치아의 개수가 적거나[13] 유방암 검진을 받는 경우가 적었습니다.[14] 이런 경향은 특히 자신에게 미루는 경향이 있다는 사실을 자각하지 못하는 단순한 사람들에게서 더욱 두드러지게 관찰되었습니다.

왜 성급한 사람과 미루는 경향이 강한 사람은 적극적인 건강 행동을 하지 않을까요? 금연을 하고 검진을 받으면 건강 상태가 개선되고 질병의 진행이 멈추는 이익을 기대할 수 있습니다. 하지만 그 이익은 행동을 취한 시점에 바로 생기기보다는 미래의 시점에 생기는 경우가 많습니다. 반면에 담배를 끊을 때 느끼는 정신적인 괴로움이나 검진을 받으면서 드는 돈과 시간의 비용은 그 행동과 동일한 시점에 발생합니다. 성급한 사람은 미래의 건강한 상태에 대한 가치를 크게 과소평가하기 때문에 현재 시점에서 발생하는 비용을 더 크다고 느낍니다. 그 결과 적극적인 건강 행동을 하지 않게 됩니다.

미루는 경향이 강한 사람은 내년부터 담배를 끊는다거나 다이어트를 한다는 등 먼 미래의 건강 상태를 중시한 선택을 합니다. 이런 선택에서는 건강 행동의 비용도 미래 시점에 발생하고 건강 상태의 개선 역시 미래 시점의 이익이므로, 비용과 이익이 모두 미래의 사건이 됩니다. 미루는 경향이 강한 사람은 이런 미래 시점의 일을 선택하는 상황에서는 건강에 이익이 되는 선택을 할 수 있습니다. 그러나 막상 그때가 되면 여름방학 숙제처럼 건강 행동을 실행하지 못하고 미룹니다.

그러나 이런 경향과 다른 연구 결과도 있습니다. 한 연구에서는 성급한 남성일수록 전립선암 검진을 오히려 잘 받는 것으로 나타났습니다.[15] 또 수많은 연구를 정리해 종합적으로 분석해 보았을 때, 성급하다거나 미루는 경향이 흡연과 비만처럼 습관적인 행동에는 큰 영향을 주지만, 검진과 같은 예방 행동에는 그다지 큰 영향을 주지 않을 수도 있다고 합니다.[16]

이상을 정리하면, 리스크를 회피하려는 사람일수록 적극적으로 건강 행동을 하는 경향이 있고, 반대로 성급한 사람, 미루는 경향이 있는 사람일수록 그런 행동을 하지 않는 경향이 있다는 사실이 다양한 의료 건강 분야에서 관찰되었습니다. 다만, 일부의 건강 행동에서는 일반적인 경향과는 정반대의 결과가 나올 가능성이 있으며, 행동경제학적 특성이 행동에 영향을 주는 정도 역시 다를 가능성도 있습니다.

의료 현장에서 행동경제학의 지식을 활용해 환자와 의료진이 의사 결정을 할 때는, 지금까지의 연구 내용을 숙지한 뒤 각 현장의 특징을 고려해 적절한 설명을 신중하게 선택하는 것이 중요하다고 생각합니다.

2. 넛지의 연구

여기에서는 행동경제학적 특성을 이용해 적극적인 건강 행동을 촉진시키는 넛지 연구를 소개하겠습니다. 지금 말하는 넛지 연구의 대부분은 성급하거나 미루는 경향이 강해서 담배를 끊을 수 없다든지 다이어트를 계속하지 못한다든지 또는 건강 검진을 받지 않았던 사람을 주요 대상으로 합니다. 그들이 적극적인 건강 행동을 선택하도록 하려면 어떤 아이디어가 효과적인지 소개합니다.

그에 앞서, 환자의 행동을 변화시킬 목적으로 하는 의료진이나 정부의 인위적 개입을 부정적으로 바라보는 사고방식에 대해 논의해 두고자 합니다. 전통적인 경제학은 기본적으로 어떤 사람이 건강을 해쳤다고 하더라도 본인이 한 자발적이고 합리적인 선택의 결과이기 때문에 미리 개입해서 그의 행동을 바꿀 필요가 없다는 입장입니다. 그러나 그런 전통적인 경제학에서 조차도 그 사람의 행동이 다른 사람에게 경제적인 손실을 주는 '부ፀ'의 외부성을 초래한다면 그때는 개입이 정당할 수 있다고 말합니다. 의료비는 본인뿐만 아니라 공적인 의료보험 제도에 의해 부담됩니다. 어떤 사람이 건강하지 못한 생활을 해서 의료비가 더 많이 들 경우, 그 의료비는 본인뿐만 아니라 결국 사회 전체의 부담이 됩니다. 따라서 이런 경우, 그들의 행동을 변화시키고자 정부가 개입한다는 타당성을 인정할 수 있습니다.

행동경제학에서는 특히 현재 편향으로 미루는 경향이 있어서 적극적인 의료 건강 행동을 하지 않는 사람이라면, 개입을 통해 그들의 행동을 바꿀 필요가 있다고 생각합니다. 그렇게 하면 원래 그들이 하려고 했던 일을 달성할 수 있다는 의미에서도 그 사람들에게 이익이 될 수 있습니다.

다음으로 사람들의 행동에 영향을 주는 정책 개입의 윤리적 문제를 논의합니다. 기본값의 변경은 잘 알려져 있는 넛지의 한 방법입니다. 이 방법은 사람들의 선택 행동을 크게 변화시킬 가능성이 있다는 의견이 많습니다. 이때 기본값 설정의 영향으로 한 선택과 차근차근 생각해서 한 선택 사이에 별로 차이가 '없다'면, 윤리적으로 큰 문제가 없다고 생각해도 좋을 것입니다. 그러나 두 가지 선택이 전혀 다르다면 윤리적인 문제가 발생합니다. 예를 들어 환자가 질병과 치료법에 대한 정보를 제공받고 충분한 설명을 들은 후에 확고한 이해를 바탕으로 선택한 치료법과 의료진이 기본값으로 제안한 치료법이 서로 다르다면 윤리적으로 큰 문제가 됩니다. 시간적 여유도 없고 불안감에 싸여 잘 이해하지도 못한 채 의사 결정을 해야 하는 상황의 환자와 그렇지 않은 상황의 환자가 내리는 의사 결정이 서로 다를 경우, 합리적인 판단에 더 가까운 치료법을 기본값으로 설정해서 제안해야 한다는 사실입니다.

현재의 이익을 추가해 행동을 변화시킨다

성급한 사람이 건강 행동을 적극적으로 선택하지 않는 이유
는 미래에 발생하는 건강상의 이익을 과소평가하면서 현재 발
생하는 비용이 더 크다고 느끼기 때문입니다. 따라서 그들의 행
동을 바꾸는데는 현재와 미래의 이익을 더 크게 만들거나 현재
의 비용을 더 적게 만드는 방법이 효과적이라고 생각합니다. 먼
저 현재의 이익을 새로 추가하는 방법을 알아보겠습니다. 성급
함 때문에 미래 시점의 이익이 과소평가되더라도 현재의 이익
이 추가된다면 이익의 합계가 비용을 초과할 가능성이 높아집
니다.

이 연구의 효과를 확인하기 위해, 펜실베니아 대학의 케빈
볼프Kevin Volpp 연구팀은 다음과 같은 실험을 실시했습니다.[17] 연구
팀은 먼저 건강 증진을 위한 체중 감량 프로그램을 실시할 목적
으로 신체 질량 지수 값이 30~40 범위인 사람(고도 비만) 수십
명을 모았습니다. 그리고 참가자에게 프로그램을 시작할 때부
터 4개월 동안 목표 체중 이하로 내려가는 것을 목표로 하자며
매일 체중을 측정해 보고하도록 지시했습니다.

여기에 연구팀은 참가자에게 상금이 있는 복권을 제공했을
때 목표 체중을 달성할 확률이 높아지는지를 확인해 보고자 했
습니다. 상금이 있는 복권은 새롭게 추가되는 현재의 이익입니
다. 검증을 위해 시책의 효과를 정확하게 측정하는 방법으로 많
이 사용하는 무작위 비교 시험[18]을 채택했습니다. 연구팀은 참
가자를 무작위로 2개의 그룹으로 나눈 다음, 한 그룹의 참가자

표 3-1 · 복권이 체중 감량에 미치는 효과

	복권이 없는 그룹	복권이 있는 그룹
감량의 정도	-1.8kg	-5.9kg
목표 체중을 달성한 비율	10.5%	53.6%

(출처) Volpp et al.(2008)을 바탕으로 필자가 작성.

에게만 2자리 숫자를 나눠 주었습니다. 감량 프로그램 기간 동안 매일 프로그램의 연구 담당자가 무작위로 숫자를 고르고, 그날 제대로 체중을 보고한 참가자들 중에서 그 숫자와 일치하는 숫자를 가지고 있는 사람에게 10~100달러의 상금을 전달하기로 했습니다. 볼프 연구팀에 따르면, 이 그룹의 참가자들이 체중을 측정하고 보고하는 선택을 했을 때 평균 하루에 3달러의 이익이 추가된다고 합니다.

결과를 보면 볼프 연구팀이 예상한 대로 복권을 제공받은 그룹 쪽이 그렇지 않은 그룹에 비해 감량 정도와 목표 체중 달성 비율이 더 높았습니다(표 3-1). 감량의 정도는 전자가 -5.9kg으로, 후자(-1.8kg)의 약 3배 수준이었습니다.

복권과 같은 금전적인 인센티브를 제공해서 현재의 이익을 추가하는 전략은 체중 관리를 통한 감량 프로그램뿐만 아니라 처방약 복용의 준수[19]와 독감백신의 접종[20]에도 효과가 있다고 합니다.

그러나 이런 금전적인 인센티브를 제공하는 방법이 과연 넛지가 맞는지에 대해서는 논란이 있습니다. 리처드 탈러가 정의

한 넛지는 '경제적 인센티브를 크게 변경하지 않고'라는 조건을 포함하고 있기 때문입니다. 하지만 그들도 하루 몇 달러 정도의 돈을 주는 정책을 넛지의 사례로 소개하고 있기 때문에 1일 평균 3달러가 당첨금인 복권 역시 그들이 말하는 넛지의 범위에 속한다고 보고 여기에서 소개했습니다.

추가하는 현재의 이익은 금전적인 것이 아니더라도 효과가 있습니다. 예를 들어 다른 사람이 어떻게 하고 있는지에 대한 정보를 제공하는 방법이 있습니다. "많은 사람들이 처방약을 제대로 복용한다.", "대부분이 예방접종을 한다."라는 정보에는 그 선택지를 선택해야 한다는 사회적 규범을 형성하는 효과가 있습니다. 행동경제학에서는 다른 사람의 행동이 참조점이 되어 그 행동을 따르지 않으면 손실을 느끼기 때문에 많은 사람들이 사회 규범 지키기를 선호한다고 생각합니다. 당신 이외 대부분의 사람들이 적극적인 건강 행동을 하고 있다고 말해 주면 그 이야기를 들은 사람도 건강 행동을 선택하면서 '다들 같은 행동을 하고 있다.'는 만족감을 느끼게 됩니다. 실제로 한 연구에서는 '독감백신을 접종해야 한다.'는 제목의 이메일을 친구에게 받으면 모르는 사람의 메일에 비해 그 메일을 열어 보는 확률이 높았다고 보고했습니다.[21]

손실 프레임으로 잃어버리는 이익의 크기를 강조한다

현재의 이익을 새로 추가하지 않고 미래 시점의 이익을 강조해서 더 크게 보이도록 만드는 방법도 있습니다. 그때 사용할 수 있는 행동경제학적 특성이 바로 손실회피입니다. 일반적으로 우리는 이익에 비해 손실을 2.5배나 더 크게 느낀다고 합니다. 그래서 같은 1000원의 변화라도 '1000원을 얻었을 때' 느끼는 만족감보다 '1000원을 잃었을 때' 느끼는 상실감이 더 큽니다. 이 손실회피에 근거해서 'ㅇㅇ하면 미래의 건강 상태가 이만큼 좋아집니다.'라는 이익 프레임의 권유 표현보다 'ㅇㅇ하지 않으면 건강 상태가 이만큼 나빠집니다.'라는 손실 프레임의 권유 표현이 더 효과적이라고 예상됩니다.

치과 의사가 검진 날짜를 알려 주는 안내장을 보낼 때, 어떤 메시지를 사용해야 치과 검진의 수진율을 향상시킬 수 있는지를 검증한 독일의 연구가 있습니다.[22] 연구에서는 손실 프레임 메시지의 효과를 확인했습니다. 연구팀은 약 1000명의 환자를 무작위로 4개 그룹으로 나누고, 서로 다른 내용의 안내장을 보냈습니다. 한 그룹에는 예쁜 치아 사진을 넣은 이익 프레임의 메시지를 보냈고, 다른 그룹에는 충치로 괴로워하는 사람의 사진을 실은 손실 프레임 메시지를 보냈습니다. 그리고 비교 대상으로, 나머지 그룹에는 단순히 검진 날짜만 알려 주는 메시지를 보냈고 다른 그룹에는 아예 안내장을 보내지 않았습니다.

그러나 안타깝게도 결과는 예상과 달랐습니다. 손실 프레임 안내장이 단순히 검진 날짜를 알려 준 경우나 예쁜 치아 사진을 실은 이익 프레임 안내장보다는 효과가 없었습니다. 물론 아예 안내장을 보내지 않은 경우보다는 효과가 있었지만 말입니다.

실제로 관련된 과거의 연구를 정리해서 종합적으로 분석한 연구에서도 손실 프레임의 메시지가 반드시 최대의 효과를 발휘하지는 않는 것으로 나타나고 있습니다.[23] 효과를 발휘하기 위한 배경 요소에 부족한 부분이 있었다거나 다른 아이디어를 함께 활용했어야 할 가능성도 있습니다.

다른 아이디어를 함께 활용하는 방안으로, 현재의 이익을 추가한 상태에서 손실회피를 활용해 미래의 이익이 아니라 현재의 이익을 강조하는 방법이 있습니다. 영국의 행동경제학 통찰팀의 마이클 할스워스Michael Hallsworth는 외래 환자가 병원 예약을 제멋대로 취소하는 문제를 해결하기 위해 환자에게 보내는 사전 문자 메시지에 다음과 같은 무작위 비교 시험을 실시했습니다.[24] 연구팀은 약 1만 명의 외래 환자를 무작위로 나눠서, 한 그룹에는 예약 날짜를 알려 주는 메시지와 함께 취소할 경우에는 미리 연락해 달라는 메시지를 보냈습니다. 다른 그룹에는 기본 메시지에 "예약을 무단 취소하면 약 160파운드가 낭비됩니다."라는 문구를 추가했습니다. 후자의 추가 메시지에 "예약 날짜에 잘 맞춰서 내원하면 약 160파운드가 유용하게 쓰입니다."와 같은 이익 프레임의 표현도 가능하지만, 실험에서는 손실회피를 활용한 손실 프레임의 표현을 사용했습니다.

실험 결과, 예약을 제멋대로 취소하는 비율은 손실회피를 활용해서 현재의 손실을 강조한 메시지를 보낸 그룹이 8.5%로 가장 낮았습니다(그림 3-1). 기본 메시지를 보낸 그룹(11.1%)과 비교해서 차이를 검정했을 때도 그 차이는 통계적으로 의미 있는

그림 3-1 · 손실회피 메시지가 무단 취소 행동에 미치는 영향

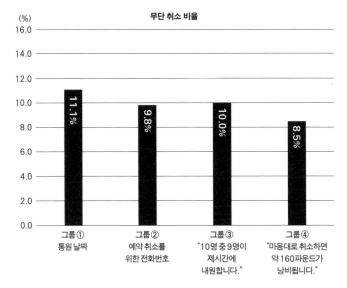

(출처) Hallsworth et al.(2015)를 바탕으로 필자가 작성.

수준으로 낮았습니다.

손실회피를 응용한 다른 예는 앞에서 소개한 볼프 연구팀의 연구에서도 찾아볼 수 있습니다. 그들은 체중 감량 프로그램의 연구에서 복권을 제공하는 방법뿐만 아니라 '입금 계약'을 부과했을 때의 효과도 확인했습니다. 연구팀은 무작위로 나눈 그룹의 참가자들에게 매일 3달러의 돈을 의무적으로 입금하도록 했습니다. 입금한 돈은 적립해 두었다가 4개월 후에 목표 감량 체중을 달성하면 두 배로 돌려주고, 목표 감량 체중에 도달하지 못하면 한 푼도 돌려받지 못하는 것을 원칙으로 했습니다. 그 결과, 입금 계약을 부과한 그룹에서 감량한 체중과 목표 감량 체중을 달성한 비율이 높아졌습니다. 감량한 체중은 -6.3kg으로, 복권을 제공한 그룹(-5.9kg)과 비슷한 수준이었습니다.

커미트먼트를 제공한다

지금까지 현재의 이익을 새로 추가하거나 강조해 환자 스스로 적극적인 건강 행동을 선택하는 아이디어를 소개했습니다. 한편, 그 선택지를 미리 선택해 나중에 그 선택이 바뀌지 않도록 하는 방법인 커미트먼트도 있습니다. 현재 편향 때문에 미루는 경향이 있는 사람은 미래 시점의 행동에 대해서는 인내심이 필요한 선택지를 선택할 수 있다고 알려져 있습니다. 그들이 사전에 했던 선택을 고정할 수 있는 커미트먼트에는 어떤 방법이 있을까요?

독감백신 접종을 장려할 목적으로, 펜실베니아 대학의 캐서린 밀크맨Katherine L. Milkman 연구팀은 한 회사와 협력해 무작위 비교시험을 실시했습니다.[25] 연구팀은 3000명의 직원을 무작위로 3개의 그룹으로 나눈 후, 백신을 제공하는 날짜를 알려 주는 전단지를 조금씩 다르게 보냈습니다. 첫 번째 그룹에 보내는 전단지에는 단순히 백신을 제공하는 날짜만 실었고, 두 번째 그룹에 보내는 전단지에는 백신을 제공하는 날짜와 함께 일정을 정할 수 있도록 접종하는 날짜(월일)를 적는 서식을 함께 보냈습니다. 세 번째 그룹에 보내는 전단지에는 날짜(월일)뿐만 아니라 시간대까지 적는 서식을 함께 보냈습니다.

그림 3-2 · 커미트먼트가 백신 접종에 미치는 효과

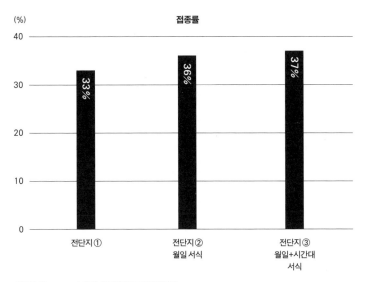

(출처) Milkman et al.(2011)을 바탕으로 필자가 작성.

흥미롭게도 백신의 접종률은 시간까지 적도록 했던 세 번째 그룹에서 가장 높았는데, 첫 번째 그룹에 비해 4.0% 정도 높았습니다(그림 3-2). 두 번째, 세 번째 그룹의 참가자에게 강제로 서식을 작성하도록 하지도 않았고 작성 여부를 확인하지도 않았습니다. 참가자에게 자세한 일정을 정하도록 유도한 부분이 심리적 강제력으로 작용해 미리 선택된 행동을 준수하게 했을 것입니다.

이런 커미트먼트는 환자가 제멋대로 예약을 취소하거나 예약 시간에 지각하는 일을 막는 데 효과적인 방법입니다. 외래 환자가 스스로 다음 예약 날짜와 시간을 예약 카드에 적도록 하면 환자의 무단 취소와 지각의 비율을 18.0% 하락시킨다는 연구 결과가 있습니다.[26] 또 무단으로 예약을 취소한 사람의 숫자를 게재하던 것을 예약 시간에 제대로 맞춰서 온 사람의 숫자를 게재하는 쪽으로 변경하고, 환자에게 예약 카드를 스스로 적도록 했더니 그 비율이 31.7%까지 하락했습니다. 능동적인 커미트먼트를 제공하고 사회규범을 강조하는 등 양방향으로 개입한 부분이 넛지로서 굉장히 효과적이었습니다.

기본값 설정을 변경한다

예정했던 때가 되었는데도 기대했던 선택지를 선택하지 않거나 뭔가 선택한다는 행위 자체를 곤란해하는 경우가 있습니다. 예를 들어 커미트먼트는 자신에게 현재 편향이 있다는 사실을 자각하고 있으며 현명한 사람이라야 효과적인 활용이 가능합니다. 편향을 스스로 인정하지 않는 단순한 사람의 행동을 변화시키기는 어렵습니다. 그런데 현명한 사람이라도 문제가 어렵거나 경험하지 못한 일이거나 자신의 취향을 모르는 경우에는 예정했던 때가 되어도 선택하지 못할 가능성이 있습니다. 이런 상황이라면 이미 소개한 유도 형식의 커미트먼트 역시 효과가 없을 수 있습니다.

기본값 설정은 대상에 관계없이 누구에게나 일정한 효과가 있기를 바라며 생각해 낸 방법으로, 많은 사람이 바람직하다고 여기는 선택지를 기본값으로 설정합니다. 가장 유명한 예로 장기기증의 의사표시를 들 수 있습니다.[27] 일본은 현재 '기증하지 않는다.'를 기본값으로 정하고, 기증할 때 의사표시를 해야 하는데, 기증 의사를 밝힌 사람의 비율이 10% 내외로 낮습니다. 반대로 기본값이 '기증한다.'인 프랑스 같은 나라에서는 기증 의사를 밝힌 사람의 비율이 100%에 육박하는 수준입니다.

영국의 행동경제학 통찰팀의 스콧 핼펀Scott D. Halpern은 완화의료와 연명치료 사이의 선택 문제에서 기본값을 변경하면 어떤 영향을 미치는지 검증했습니다.[28] 연구팀은 환자와 환자 가족에게 의사가 향후 완화의료로 전환하자고 제안했을 때 어떻게 할 것인지를 계획하도록 재촉하는 상황을 만들었습니다. 연구팀은 무작위로 그룹을 나눈 후, 한 그룹에는 '완화의료'를 기본값으로 설정한 자료를 주고 어느 쪽이 좋은지 선택하라고 말했습니다. 다른 그룹에는 '연명치료'를 기본값으로 설정한 자료를 주고, 또 다른 그룹에는 기본값을 설정하지 않은 자료를 주었습니다. 모든 그룹에서 의사는 양쪽 선택지를 가족과 상담하면서 시간을 갖고 검토하도록 했습니다.

그림 3-3에서 보면 먼저 기본값이 선택되지 않은 자료를 받은 그룹에서는 완화의료를 선택한 사람의 비율이 61%였습니다. 다음으로 연명치료가 기본값이었던 그룹에서는 완화의료를 선택한 비율이 43%였던 것에 비해 완화의료가 기본값이었던 그룹에서는 그 비율이 77%에 이르렀습니다.

이 결과를 어떻게 해석하고, 또 어떻게 실무에 활용할지를 검토할 때는 충분히 신중해야겠지만 설정한 기본값의 차이가

그림 3-3 · 기본값 설정이 완화의료 선택에 미치는 영향

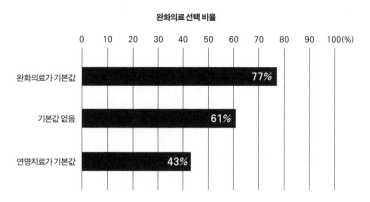

완화의료선택 비율

(출처) Halpern et al.(2013)을 바탕으로 필자가 작성.

결과에 영향을 준다는 사실은 분명합니다. 기본값을 설정하지 않은 그룹에서도 약 60%가 완화의료를 희망했는데, 만약 연명 치료를 기본값으로 설정하고 환자 및 환자 가족과 의사소통을 한다면 그중에서 상당한 비율의 사람들이 연명치료를 선택할 가능성이 있습니다.

스콧 핼펀 연구팀은 추적 조사를 위해 환자들이 선택을 마친 후에 연구 의도를 공개하고 그들에게 선택을 바꿀 수 있는 기회를 주었습니다. 그러나 그때에도 대부분의 환자는 처음에 했던 선택을 바꾸지 않았다고 합니다. 또한 둘 중 어떤 치료법을 선택했든 선택한 다음의 만족도에는 차이가 없었습니다. 이로써 기본값 설정을 변경해 환자에게 유익한 선택지로 유도할 수 있

다고 이해해도 좋을 것입니다.

3. 의료 행동경제학의 미래

의료 분야의 행동경제학은 앞으로 어떤 방향으로 나아갈 수 있을까요? 먼저 다양한 의료 분야에서 행동경제학적 특성의 영향을 검증해 나가는 것입니다. 과거의 연구를 살펴보면, 흡연이나 비만처럼 습관성이 강한 행동에서 행동경제학적 특성에 관한 연구가 많이 진행되어 왔습니다. 백신 접종과 검진 같은 예방 행동을 대상으로 하는 연구가 진행 중이지만, 아직은 탐구해야 할 부분이 많이 남아 있습니다. 이 책에서는 유방암·대장암의 검진, 자궁경부암 백신, 순환기 질환, 연명치료의 중지 및 완화의료, 유족의 후회, 장기기증 등 각각의 구체적인 상황에 따른 관계자의 의사 결정을 행동경제학적인 관점에서 정리했습니다. 행동경제학적인 특성은 사람들의 가치관이나 문화에도 영향을 많이 받습니다. 질병에 따라 리스크의 크기도, 소요되는 시간도 다르기 때문에 행동경제학적인 편향의 특징 역시 다르다는 점을 충분히 고려해야 합니다. 따라서 의료와 건강 문제를 대상에 따라 나눠서 분석할 필요가 있습니다.

다음으로 환자와 환자 가족뿐만 아니라 의사와 간호사 등의 의료진을 대상으로, 그들의 행동경제학적 특성 및 그 특성과 의료·간호 행동과의 관계를 연구하는 것도 중요합니다. 최신 연구에 따르면 리스크를 대하는 태도는 의사와 환자 사이에 큰 차이가 없지만, 시간할인율에 대해서는 의사보다 환자들이 큰 것으로 나타났습니다.[29] 이런 연구는 사전동의에서 나타나는 의사와 환자 사이의 인식 차이를 해소하고자 할 때 필요합니다. 또한 오진이나 의료사고 등 의료진의 행동에 따른 결과를 이해하는 데에도 도움이 될 수 있습니다.

장기적이고 안정적으로 효과를 발휘하는 넛지의 개발도 진행되어야 합니다. 최근에 넛지가 효과적이지 않은 경우가 있다는 사실이 알려졌습니다.[30] 넛지의 효과가 단기적이거나 사람들을 혼란스럽게 만드는 등 예상하지 못한 부작용이 나타날 때도 있습니다. 환자만을 대상으로 하는 넛지의 효과가 때로는 충분치 않고,[31] 의사와 환자 모두에 개입했을 때 더욱 효과적이라는 사실도 밝혀졌습니다.[32] 심혈관계 질환의 위험이 있는 환자에게 스타틴(고지혈증약)의 복용을 장려하고자 할 때, 환자에게만 금전적인 인센티브를 주는 방식으로는 성과 지표가 개선되지 않으며, 의료진과 환자 모두에게 인센티브를 주었을 때 확실하게 약의 복용이 장려되어 성과 지표인 콜레스테롤 수치가 하락한다는 보고가 있습니다. 약물 복용을 저해하는 요인이 환자의 행동경제학적 특성에만 있지는 않습니다. 약물 부작용이 발생한 환자를 경험한 의사가 처방을 심사숙고하는 등 의사 측의 요인에도 영향을 받습니다. 따라서 때로는 환자와 의료진 모두에게 제안해야 합니다.

이상은 주로 해외 연구 동향에서 찾아볼 수 있는 방향성입니다. 앞으로 우리는 어떤 방향으로 나가야 할지와 함께 과거의 연

구 중에서 아직 국내에서는 실시되지 않았던 내용을 고려하면
서, 국내의 연구 및 실천 사례를 쌓아 가는 일이 중요합니다.

사사키 슈사쿠, 오타케 후미오

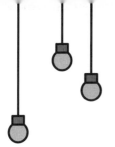

제2부

환자와 가족은
어떻게 의사 결정을
해야 할까?

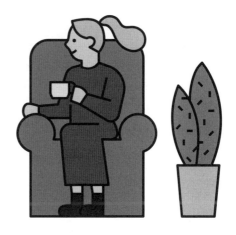

제4장

암 치료에서
의사 결정을 도우려면
어떻게 해야 하는가?

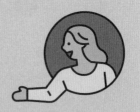

이 장의 포인트

○ 편향을 이해하면 암 치료 시 의료진 사이의 토론과 합의 형성에 도움이
  된다.
○ 치료를 유보하거나 재택 요양을 선택하는 상황에서 휴리스틱스를 잘
  사용할 수 있는 사람은 사회복지사와 방문 간호사일 것이다.
○ 경험 있는 의료진이라면 무의식적으로 사용하던 넛지의 효과를 인식하고
  의도적으로 넛지를 사용해 보는 것이 좋다.
○ 인생의 중요한 선택을 하는 상황에서, 너무 많은 정보는 두뇌를
  혼란스럽게 해 오해나 판단 착오가 생길 수 있다.

1. 암 치료에서의 의사 결정 및 지원

의사   검사 결과 난소암 초기로 나왔습니다. 환자분의 상태라면 우선 수술을 하고, 그 후에 항암제를 쓰는 것이 표준적인 치료 방법입니다. 항암제에 탈모와 메스꺼움 같은 부작용이 있긴 합니다만, 그 부분은 적당한 약을 써서 최대한 불편함이 없도록 하고 있습니다. 전이된 곳도 없어서 암을 충분히 치료할 수 있는 상황이니까 함께 힘내서 치료해 봅시다.

환자   ······.

의사   (망설일 상황은 아닌 거 같은데. 전해야 할 내용은 확실하게 말해 줬으니 별 문제없이 표준치료를 진행하겠지.)

환자   죄송해요. 조금만 더 생각해 봐도 될까요?

암 치료를 담당하는 의료진들은 암 환자와 그 가족에게 현재 병의 상태를 설명하고 앞으로의 방침을 논의하는 일을 일상적으로 하고 있습니다. 많은 경우 의료진은 자신의 경험에 비추어 설명합니다. 진심을 담아 응대하면 상대방에게도 그 마음이 전해져서 훌륭한 의사 결정을 할 수 있다고 믿지요. 과연 그럴까요?

일정 기간 암 치료를 담당했던 의료진은 충분히 진심을 담아 환자에게 설명을 했는데도, 환자들이 몰라주거나 예상 밖의 대답이 돌아오는 일을 종종 경험한다고 말합니다. 그때마다 의료진은 대부분 그저 상대방(환자 및 가족)의 이해력이 좋지 않았던 탓이라 여기고 넘어갑니다.

사전동의informed consent, IC는 '설명과 동의'로 번역됩니다. 설명을 확실하고 정성스럽게 하고 동의를 얻으라는 의미입니다. 사전동의의 개념이 보급되기 전, 의료진과 환자의 관계는 '조용히 나를 따르라.'는 가부장주의父權主義, paternalism였습니다. 의료 전문가인 의사는 환자보다 더 훌륭한 선택을 하기 때문에, 환자는 의사의 결정을 따라야 한다는 사고방식입니다. 그러나 실제로는 의료진의 결정이 각 환자의 사정이나 희망을 충분히 배려하지 못할 뿐만 아니라 때로는 환자의 입장을 무시하고 제멋대로인 경우도 있었습니다. 그에 대한 반성으로, 환자에게 설명을 하고 환자 스스로 치료를 선택할 수 있는 권리를 준다는 '자율 원칙'을 보장하는 방향으로 변하게 되었습니다. 사전동의의 보급은 환자의 권리라는 개념을 널리 확산시키고 의료진의 횡포를 억제하는 데 공헌했다고 평가할 수 있습니다.

　사전동의가 도입된 후, 환자의 권리는 확립되었지만, 의사가 설명만 하고 정작 의사 결정은 환자와 가족에게 맡기는 '정보에 근거한 선택informed choice'의 경향이 강해졌습니다. 이 의사 결정 방법은 인간이 합리적으로 판단하고 선택할 수 있는 존재라는 생각을 바탕으로 하고 있는데, 이는 전통적인 경제학 이론의 인간관과도 동일합니다. 그러나 최근 많은 연구에서 인간이 언제나 주어진 정보를 정확하게 처리하고 합리적인 의사 결정을 하는 것은 아니라는 사실이 밝혀졌습니다. 특히 의료에 대한 지식과 경험이 부족한 환자와 그 가족이(게다가 당사자라는 편향을 가진 상태에서) 합리적으로 생각할 것이라는 전제에는 무리가 있습니다.

　그 결과 최근에는 의료진과 환자가 함께 의사 결정을 한다는 공유의사결정 또는 협동적의사결정shared decision making이라는 개념이 도입되었습니다.[1] 환자와 그 가족은 의료 지식을 잘 알지 못하기 때문에 의료진이 아무리 열심히 설명해도 내용을 충분히 이해하기는 어렵습니다. 지금까지의 보고에 따르면, 의사가 충분히 설명한 후에 환자가 자신의 상태를 이해한 정도는 약 60%이며, 투약하고 있는 약의 부작용에 대해서는 약 40%밖에 이해하지 못한다고 합니다.[2] 이처럼 사전동의의 원칙을 바탕으로 이루어지는 환자의 의사 결정에 큰 결함이 있다는 사실을 알고 있으면서도, 의료진은 설명을 하고 자율원칙을 지키면 책임을 다했으며 소송 등의 곤란한 일을 피할 수 있다고 생각한 것입니다.

공유의사결정의 개념은 전문가가 마치 소믈리에처럼 지식과 이해력이 부족한 환자와 그 가족의 의사 결정을 돕는다는 생각입니다. 이 생각은 인간의 의사 결정에는 다양한 편향이 있기 때문에 완벽하게 합리적이지 않다는 행동경제학의 개념과도 맞닿아 있습니다.

2. 암 치료 현장의 사례

그렇다면 행동경제학의 개념에서는 암 치료의 현장에서 일어나는 여러 가지 '의외의 선택'을 어떻게 이해할 수 있을까요? 임상 사례를 통해 실제로 어떤 일이 일어나고 있는지 행동경제학의 개념에서 생각해 봅시다.

사례 A_ 가족의 반대로 환자의 현재 상태에 대한 설명이 미뤄진 경우

52세 여자 환자가 직장암 재발(간으로 전이, 암성 흉·복수)로 진단을 받고, 전신 화학요법 3사이클을 진행한 후 부분관해部分寛解, partial response, PR(암의 크기가 작아지거나 진행 정도가 줄어듦.) 상태가 되었습니다.

그러나 4사이클 이후, 병세가 악화되고 암성 복막염에 의한 장폐색(창자 일부가 막힘.) 상태로 입원하게 되었습니다. 복수 저류(복강 안에 액체가 고임.)가 뚜렷했기 때문에 복수 천자(바늘을 이용해 체액을 배출함.)를 해서 분홍색의 복수 3000ml를 배출시켰습니다. 진통을 위해 펜타닐(의료용 마약)과 아세트아미노펜(해열진

통제)을 투여했지만 통증이 줄어들지 않아서 펜타닐의 양을 늘렸는데도,[3] 통증은 잘 조절되지 않았습니다. 결국 옥시코돈(의료용 마약)으로 바꾸었더니, 통증이 거의 없는 정도까지 줄어들었습니다.[4]

이 상황에서 의료진은 가족에게 최적의 지지요법best supportive care, BSC과 심폐소생술 포기do not attempt resuscitation, DNAR에 대해 설명하고 양해를 얻었습니다. 최적의 지지요법은 암에 대한 적극적인 치료를 하지 않는 것(암 치료보다는 환자가 심리적, 신체적으로 편안해질 수 있도록 해 주는 요법)을, 심폐소생술 포기는 심폐소생술을 시행하지 않는 것을 말합니다. 그런데 가족들은 "본인에게는 치료할 수 없다는 사실을 말하지 않았으면 한다."고 강하게 주장했습니다. 병세는 점차 진행되어 통증 관리도 힘들어진 상태였기 때문에 진통 보조제로 리도카인과 케타민을 쓰고 있었습니다.

입원한 지도 1개월 이상 지나서 담당 의사는 마침내 본인에게 현재 병의 상태를 설명하기로 했습니다. 담당 의사는 환자에게 현재 병의 상태와 암에 대한 적극적인 치료를 하지 않는다는 지지요법 및 소생술을 실시하지 않는다는 방침을 설명했습니다. 환자 스스로도 증상이 악화된 것을 느끼고 있었기 때문에 이미 예상했다는 듯이 "친구들과 노래방에 가고 싶다."고 했습니다. 담당 의사는 외출을 허가했고 환자는 완화의료팀에게 통증자가조절법patient controlled anaesthesia, PCA[5]을 지도받은 후에 외출을 계획했습니다. 그러나 가족들이 함께 갈 여건이 되지 않는다고 했기 때문에 외출은 이루어지지 못했고 결국 환자는 사망했습니다.

행동경제학적 해석: 지연

이 사례에서는 가족들 때문에 담당 의사가 당시 병의 상태를 환자에게 설명하는 일이 '지연(제2장 참조)'된 결과, 말기 환자는 남은 시간을 어떻게 보낼지 결정할 타이밍을 놓치고 말았습니다.

이 사례에서처럼 나쁜 소식을 전하는 방법은 후생노동성 주최로 전국에서 열리는 완화의료연수회PEACE뿐만 아니라 의사소통 능력communication skill에 대한 다수의 연수회에서도 배울 수 있습니다. 이들 연수회 프로그램에서는 일본인을 위한 의사소통 훈련법을 사용하고 있는데, 이 훈련법은 환자가 무엇을 원하는지에 대해 국내에서 실시한 의향 조사를 바탕으로 만들어진 방법입니다. 이 훈련법은 환자가 원하는 '지지할 수 있는 면담 환경supportive environment', '나쁜 소식을 전하는 방법how to deliver bad news', '추가적인 정보additional information', '감정적 지지reassurance & emotional support'라는 4가지 개념으로 구성되어 있으며, 각 항목의 첫 글자를 따서 'SHARE' 프로그램이라고 부릅니다.[6] SHARE는 암 의료에서 의사가 환자에게 나쁜 소식을 전할 때 효과적으로 의사소통하기 위한 태도와 행동을 알려 줍니다.

그러나 이 프로그램의 전달 방법을 실천할 수 있다고 해도 언제, 누구에게 전달할지는 담당 의사가 결정합니다. 그러다 보니 이 사례처럼 환자가 의사 결정을 할 수 있고 선택지도 여러 가지인 적절한 시기인데도 정작 설명을 하지 못하는 상황이 생길 수 있습니다.

이 사례에서는 가족이 설명의 타이밍을 지연시키고 있는데, 나쁜 소식을 전하는 일을 지연하려는 경향은 가족뿐만 아니라 환자 자신이나 의료진에게도 있습니다.

사람들은 미래의 일을 계획할 당시에는 바람직한 행동을 계획하지만, 막상 행동해야 할 때가 오면 실행을 미루는 경향(현재 편향, 제2장 참조)이 있으며, 지금까지 투자한 비용(암 치료로 말하면 지금까지 해 왔던 치료)이 아까워서 포기하지 못하는 마음(매몰 비용 편향, 제2장 참조)을 가지고 있습니다. 이 두 가지 편향이 합리적인 의사 결정을 방해한다는 사실을 꼭 알아 두었으면 합니다.

사전동의의 사고방식이 널리 보급되면서 환자와 가족에게 충분한 정보를 제공해서 환자 스스로 자신의 일을 선택하게 하는 자율원칙이 기본이 되었습니다. 이 사고방식은 정확하고 상세한 정보를 제공받는다면 인간은 합리적으로 판단할 수 있다는 전통적인 경제학의 인간상과 비슷한 관점입니다. 그러나 행동경제학에서는 현실의 인간이 다양한 편향을 가지고 있기 때문에 합리적인 의사 결정만 하는 것이 아니라는 점을 분명히 하고 있습니다.

사례 B_ 최적의 지지요법으로 바꾸기를 권했지만 환자가 면역요법을 원한 경우

직업이 간호사인 46세의 여성 환자가 유방암이 재발해 뼈로 전이되었습니다. 환자는 A시의 작은 병원에서 병동 근무를 했는데 야근도 있는 상황이었습니다. 3년 전에 수술을 받은 후 계속해서 방사선요법, 화학요법을 받았으며, 치료를 마친 후에는 타목시펜(호르몬요법 약물)을 복용하던 중이었습니다. 한 달 전부터 허리 통증과 왼쪽 다리에 가벼운 마비 증상이 나타났지만, 직장 일로 바쁜데다 전에도 허리디스크로 비슷한 증상을 겪은 적이 있었기 때문에 별로 신경 쓰지 않았습니다. 그러던 중, 왼쪽 다리에 힘이 들어가지 않아 넘어질 뻔했습니다.

정기검진을 받을 때 담당 의사에게 증상을 말했더니 뼈로 전이된 것이 아닌지 의심했고, 영상 진단 결과 요추 전이로 확정 진단을 받게 되었습니다. 이때 왼쪽 다리는 이미 가벼운 운동마비(근육을 뜻대로 움직이지 못하는 병)가 발생한 상태여서 담당 의사는 긴급하게 방사선요법이 필요하다고 판단했습니다.[7] 동시에 흉추와 왼쪽 쇄골상 림프절의 전이 및 간의 다발성 전이가 발견되었습니다.

담당 의사는 뼈로 전이된 부위에 방사선요법을 시행하면서 전신 화학요법도 함께 할 것을 권했습니다. 가족으로는 남편(48세, 소방관), 딸(21세, 대학생), 아들(17세, 고등학생)이 있었습니다. 남편은 야근이 많은데다 직장 동료와 모임도 빈번해서, 집안일과 자녀 양육은 환자가 전담하고 있는 상황이었습니다.

환자는 '딸은 구직 중이고, 아들은 시험을 앞두고 있기 때문에 내가 돌봐야 한다.'고 생각했습니다. 게다가 남편의 수입만으로는 생활비, 주택 대출금, 자녀의 교육비를 충당할 수 없는 경제적인 문제도 있었습니다.

병의 상태를 설명하고 동의를 받아 방사선요법과 화학요법을 실시한 지 6개월이 지났습니다. 간으로 전이된 암은 개수와 크기 모두 점점 악화되어, 혈액검사에서도 간 효소가 상승된 것으로 나타났습니다. 최근에는 윗배에 통증(내장통)도 생겼습니다. 방사선요법을 받은 부위는 암이 악화되지 않고 그대로 유지되고 있었지만, 척수막으로 파종(암세포가 씨처럼 뿌려짐.)된 상태였습니다.

직장에서는 왼쪽 다리에 가벼운 마비가 있는 그녀를 배려해 외래 담당으로 업무를 변경해서 근무를 계속할 수 있도록 해 주었습니다. 남편이 집안일을 도와주기는 해도 자녀들이 주로 엄마에게 의존하고 있는데다, 환자 스스로도 책임감이 강해 자신이 자녀들을 돌보고 싶어 했습니다.

통근은 어렵게 자동차를 운전해서 했습니다. 극심했던 통증이 셀레콕시브와 아세트아미노펜(진통제)을 복용하면서 절반 정도로 줄었지만, 자동차가 없으면 쇼핑도 할 수 없을 정도라서 만족스럽지는 않았습니다.[8]

담당 의사는 통증을 조절하기 위해 마약을 쓰자고 했지만, 환자는 운전을 못하면 생활을 할 수 없다며 곤란해했습니다. 결국 담당 의사는 최적의 지지요법을 진행해야 하는 상황이라고 판단했습니다. 6개월 전에도 화학요법에 대해 설명을 하기는 했지만, '낫지 않는' 병이라고는 하지 않았습니다. 환자가 간호사이므로, 대체로 알고 있을 거라고 생각했습니다. 그러나 환자는 적극적인 치료를 할 수 없는 정도라는 사실은 전혀 알지 못했고, 시험과 취업을 앞두고 있는 자녀들을 돌보기 위해서라도 죽을

순 없다는 생각이 강해서 어떤 치료라도 받을 작정이었습니다.

한편, 담당 의사는 환자의 수명이 몇 달 남지 않았기 때문에 아들의 시험 날까지 일상생활을 하면서 살아 있을지는 알 수 없다고 예측했습니다. 담당 의사는 환자에게 "전신 화학요법을 했지만 병세가 계속 악화되는데다 수막 파종도 있어서, 적극적인 치료 방법이 없다."며 병의 상태를 설명했습니다.

환자는 그 설명을 듣고 인터넷으로 조사해 도쿄의 병원에서 제5세대 면역요법[9]이 있다는 것을 알았습니다. 그리고 원무과에 그 병원으로 진료 정보 제공서를 발행해 달라고 요청했습니다. 담당 의사도 인터넷으로 조사해 보았는데, 그 병원의 평균적인 치료법은 2주마다 백신을 투여[10]하는 방식이었습니다. 1쿠르(치료 주기, Kur)당 백신을 6번 투여하는데, 치료비는 1쿠르에 3천만 원+a였습니다.

행동경제학적 해석①: 손실회피

암 치료에 종사하고 있는 의료진이라면 이 사례와 비슷한 경험을 한 사람이 많을 것입니다. 그때마다 의료진은 '왜?'라는 생각을 하게 됩니다. 당초 의료진은 자신의 설명이 전달되지 않는다는 사실에만 주목해서 실망하거나 분노하는 경우가 많습니다. 그러다가 같은 일을 여러 번 겪다 보면 점차 환자들 중에는 비슷한 성향의 환자가 일정한 비율로 있다는 사실에 익숙해지고, 결국에는 왜 이런 상황이 일어나는지 이해하기를 포기하는 사람도 있습니다. 그러나 이런 의료진의 낙담, 분노, 포기는 결코 환자의 행복에 도움이 되지 않습니다.

　이 사례는 행동경제학의 손실회피라는 특성으로 설명할 수 있습니다. 종말기의 암 환자가 완화요법을 선택하는 것은 어떤 의미에서는 손실을 확정하는 행위입니다. 제2장에서 설명했듯이 행동경제학에서는 저마다 다른 참조점으로 이익과 손실을 평가한 결과라고 생각합니다. 예전에 건강했던 때가 참조점이라면 종말기의 암 환자는 적극적인 치료에 실패해서 이미 큰 손실을 입은 상태가 됩니다. 하지만 참조점이 지금의 건강 상태라고 생각한다면 상황은 달라집니다. 만약 지금의 상태보다 건강해질 가능성이 1%라도 있는 치료법이 있다면 환자는 그 방법을 선택하는 리스크를 무릅쓰게 됩니다. 행동경제학에서는 이런 이유 때문에 환자가 큰 리스크에도 불구하고 적극적인 치료를 선택한다고 해석합니다.

행동경제학적 해석②: 휴리스틱스

　한편 이 사례에서는 고액의 면역요법 클리닉의 광고에 이용되는 '소수의 법칙'과 '가용성'에 의한 편향 역시 환자에게 영향을 주고 있습니다.

　표본의 크기가 작은 경우, 극단적인 사례가 발생하게 되면 크기가 큰 표본에 비해 평균에 미치는 영향이 커집니다. 그 때문에 극단적인 사례인데도 쉽게 믿는 일이 생길 수 있습니다. 예를 들어 어떤 의사가 최근에 당직할 때마다 계속해서 치료하기 힘든 환자를 만난다면 "그 의사가 힘든 환자를 잘 불러온다."

고 말합니다. 이는 소수의 경험을 바탕으로 판단하기 때문에 생기는 일입니다. 그날 병원으로 이송되는 환자가 누구이고, 몇명이었는지는 당직인 의사가 누구인지와 아무런 인과관계가 없는 우연한 일입니다. 더 긴 기간 동안 관찰한다면 특정 담당의사와 치료가 힘든 환자 사이에 상관관계가 없다는 사실을 알 수 있습니다.

가용성 휴리스틱은 즉시 입수한 정보를 중시해서 그 정보만으로 판단하는 것을 말합니다. 이와 관련된 의사 결정의 특성으로 대표성 휴리스틱이 있습니다. 대표성 휴리스틱은 합리적인 추론에 의한 판단이 아니라, 어떤 사건이 전체를 대표한다고 보고 이를 통해 판단하려는 것입니다. 이 과정에서 한두 가지를 제외하고는 고려되지 않으며, 고려되지 않은 요소들은 완전히 무시되기 때문에 일부의 사실만으로 전체를 판단하는 오류가 발생합니다. 대표성을 띄는 사건은 자주 발생하는 사건이 아님에도 언뜻 보기에는 그럴싸해 보입니다. 주의를 기울이지 않는다면 일관성과 그럴싸함, 빈발함(확률)을 혼동하고 맙니다.

예를 들어 진행·재발암 환자 중에서 적출 수술을 받지 않는 편이 나은 경우인데도, 수술을 담당하는 의사가 "모든 장기를 일단 체외로 꺼내서 종양을 절제하고, 큰 혈관을 인공 혈관으로 바꾼 후에 다시 복강에 자가이식自家移植하는 방법이 있습니다 (한 유명 드라마의 장면)."라는 식으로 설명하면 그 절차 하나하나의 설명이 구체적이기 때문에 '흔히 일어나는 일'로 생각하기 쉽습니다.

특히 경험이 풍부한 의료진은 자신의 치료에 자신감을 가지고 있기 때문에 '논리적으로 가능한' 정도의 선택지임에도 불구하고 '현실적으로 실현 가능한' 선택지로 인식하는 경향이 있습니다.[11] 또한 그 논리적 가능성을 설명하는 단어를 풍부하게 알고 있어서, 사실상 실현 가능성이 적은데도 별생각 없이 그럴싸하게 설명하는 경우도 많습니다. 자세한 설명이 가능하다는 것과 실현 가능성(확률) 사이에는 관련성이 없는 경우도 있습니다.

한편 종말기 환자를 담당하는 의사들 대부분은 환자의 건강과 행복을 실현하기 위한 선택지, 최적의 지지요법에 대해서 제대로 설명하지 못합니다. 그러다 보니 환자들은 의사의 제안을 그다지 매력적으로 느끼지 못합니다. 가용성 휴리스틱과 대표성 휴리스틱을 사용해 환자가 보다 바람직한 의사 결정을 하도록 도와줄 수 있는 사람은 완화요법의 실태를 더 잘 알고 있는 의료사회복지사와 재택 의사, 방문 간호사일 것입니다. 따라서 의사 결정을 적절하게 지원하려면 의사와 환자뿐만 아니라 그 상황에 맞는 지식과 언어능력을 가지고 있는 다른 사람, 즉 의료사회복지사와 재택 의사, 방문 간호사가 필요하다고 할 수 있습니다.

사례 C_ 의학적으로 권장되는 치료를 거부하는 경우

61세의 주부는 자궁경부암의 IB2기(종양의 크기가 4cm 이상)였습니다. 남편(64세)은 회사를 경영하고 있고, 첫째 딸(29세)은 결혼해서 멀리 떨어진 B시에 거주하는 두 아이의 엄마입니다. 둘째 딸(27세)은 미혼이지만, 현재 해외에서 근무하는 중이라 당분간 귀국 예정이 없었습니다.

환자는 3년 전에 다른 병원에서 오른쪽 유방암 치료를 받았습니다. 오른쪽 유방을 절제하는 수술을 받고 겨드랑이 감시림프절생체검사를 한 후에 화학요법(항암제 치료)과 방사선요법을 시행할 예정이었는데, 환자 본인이 죽어도 화학요법은 받고 싶지 않다고 주장해서 방사선요법만 시행했습니다. 호르몬수용체는 ER, PR 모두 음성으로, 호르몬치료의 적응증(치료 효과가 기대되는 병이나 증상)은 아니었지만 현재까지 유방암은 재발하지 않았습니다.

인근 병원에서 받은 자궁경부세포검사에서 편평상피암이 의심된다며 종합병원 산부인과로 진료를 의뢰했고, 그 산부인과에서 진행된 검사에서 자궁경부암 IB1기(종양의 크기가 4cm 이하)로 진단받았습니다.[12] 담당 의사는 수술요법인 광범위 자궁전절제술을 설명하고 환자의 동의를 받아 수술을 실시했습니다. 수술은 문제없이 진행되었고 수술 후의 경과도 양호했습니다.

수술 후에 병리 진단[13]을 마친 다음, 담당 의사는 재발 리스크가 중간 정도이며, 이런 경우 지침에서는 방사선치료 또는 화학방사선요법을 추천한다고 말했습니다. 하지만 광범위 자궁전절제술을 받은 사람에게 방사선치료를 시행하면 부종과 장폐색 등의 만기 합병증이 쉽게 생기기 때문에 담당 의사는 화학요법만을 권했습니다.[14]

환자는 이번에도 '항암제는 죽어도 쓰고 싶지 않다.'고 주장했고, 결국 방사선치료를 실시했습니다. 그 후, 환자에게 자궁경부암이 재발하지는 않았지만, 다리에 심한 림프부종과 함께 봉와직염(피부 감염)까지 생겨서 예상하지 못했던 진료와 입원을 반복했습니다. 그때마다 다리가 부어오르고 상피증象皮症(피부가 두꺼워진 상태)이 나타나서 일상생활에 굉장히 큰 불편을 겪게 되었습니다. 그제야 환자는 화학요법을 받는 편이 나았겠다며 후회했습니다.

행동경제학적 해석③: 프레이밍framing

이 사례에서는 프레이밍에 대해 생각해 보고자 합니다(제2장 참조). 여기에서는 수술과 화학요법을 한꺼번에 설명하고 선택하는 방식이 아니라 각각 다른 시기에 서로 다른 프레임으로 설명을 한 다음 그때마다 선택하는 방식이었기 때문에 이런 불행한 결말을 초래했다고 생각합니다.

현대 의료에서는 의료진이 먼저 병의 상태를 설명한 다음, 치료법을 제시하고, 동의를 얻어야 할 때는 반드시 동의서를 작성해서 환자와 그 가족에게 사인을 받도록 되어 있습니다. 설명과 동의, 즉 사전동의입니다. 의료진은 환자와 가족이 동의서에 사인을 했기 때문에, 그들이 동의서의 내용을 납득했다는 증명으로 인식합니다.

그러나 그 사람이 진심으로 납득하고 있는지는 다른 사람이 알기 어렵습니다. 오랜 기간 동안 경험하고 학습과 연구를 계속해 온 의료진이라면 병의 상태에 대한 설명과 치료 방침을 충분히 이해할 수 있겠지만, 환자와 가족이 그와 비슷한 수준으로 납득할 수 있을 거라고 판단하는 것은 지나치게 안이한 사고방식입니다. 의료진도 그 사실을 어렴풋이 알고 있기 때문에 동의서에 서명을 받아서 그 자리에서 결론이 난 것처럼 하려고 합니다.

최근 동의서의 종류는 계속 증가하고 있으며, 점점 더 세분화되고 있습니다. 환자와 가족은 수술, 화학요법, 수혈, 섬망, 혈전 예방, 행동 억제, 입원비 지불, 입원 중의 요양에 협조해야 할 일 등 다양한 동의서에 사인을 해야 하는 형편이 되었습니다.

이 같은 세분화가 각각의 사안에 대해 그때마다 별도로 선택해야 하는 상황이 됩니다. 동의서를 세분화하면 맞춤형 의료가 가능하다는 장점도 있겠지만, 포괄적인 파악을 어렵게 만드는 폐해도 있습니다. 나무만 보고 숲을 보지 못하는 것입니다.

원래 생각해야 할 범위보다 좁은 범위에서 의사 결정을 하려는 경향을 행동경제학에서는 심리적 회계라고 부릅니다. 예를 들어 1년 이상 생각해서 결정해야 할 일을 매일 결산해 봐야 한다고 생각하거나, 식비로 생각했던 돈은 식비 이외의 용도로는 사용하지 않는다고 생각하는 것이 심리적 회계의 예입니다. 이 사례에서는 각각의 치료를 하나씩 제시하는 대신 처음부터 "광범위 자궁전절제술과 수술 후 화학요법을 하시겠습니까?"라는 제안을 먼저 하고, 아무래도 받아들이기 어렵다고 한다면 차선책으로 "(광범위 자궁전절제술은 하지 않고) 방사선 단독요법도 가능합니다."라는 시나리오를 적용해도 됩니다.[15]

의료진이 '진행 암 환자는 수술을 받으면 그 후에 화학요법을 시행하는 표준치료를 받는 것이 당연하며, 정중하게 설명하기만 하면 합리적으로 판단해서 표준치료의 수순을 밟을 것이다.'라고 제멋대로 생각하는 것은 잘못된 예측입니다.

3. 행동경제학적 접근 방법을 통한 암 환자의 의사 결정 지원

앞에서 살펴보았듯이, 암 치료의 현장에서 발생하는 '예상 밖의 선택'은 행동경제학의 개념을 통해 어느 정도 이해할 수 있습니다. 환자가 결정한 선택의 배경을 이해했다면, 의료진은 행동경제학적 사고방식을 활용해서 어떻게 환자의 의사 결정을 도울 수 있을까요?

환자가 가지고 있는 편향의 이해

앞의 사례처럼 환자는 다양한 편향을 가지고 있으며, 그 편향이 치료의 선택에 영향을 줍니다. 이런 사실 자체를 이해하는 것만으로도 일단 의미가 있습니다. 왜냐하면 '왜 이 환자는 이렇게 여러 번 설명을 해 줘도 모르는 걸까?'라는 의사의 의문이 때로는 환자에 대한 부정적인 감정을 유발하기 때문입니다. 이런 감정이 생기면 의사는 환자의 이해를 얻겠다는 생각 자체를 포기할 수도 있습니다. 의사 결정의 편향에 대한 행동경제학적인 지식을 갖게 되면 환자의 선택에서 생기는 일들을 객관적으로 이해할 수 있기 때문에 환자와의 관계를 유지하는 데 도움이 될 것입니다.

수치를 해석하는 차이 역시 마찬가지입니다. 영국에서 실시된 조사에서, 얻을 수 있는 효과가 최저 몇 %일 때 그 치료를 받을지, 또는 권할 것인지를 환자와 의사에게 질문했습니다. 그랬더니 판단 기준이 될 확률이 환자가 의사보다 낮았습니다. 그러니까 의사가 권하지 않는 수준의 확률이라도, 그 치료를 원하는 환자가 존재한다는 것을 의미합니다.[16]

이렇게 같은 숫자를 보더라도 의사와 환자가 받아들이는 의미는 다릅니다. 앞서 소개한 사례 B의 경우도 여기에 해당합니다. 사례 B의 상황은 설명으로 들었던 의학적 근거를 이해하지 못하는 것이 아니라 이해는 하고 있지만 파악하는 방법이 의사와는 다르다는 말이 됩니다. 그렇기 때문에 정확한 '수치'를 아무리 추가로 설명하더라도 상황은 좋아지지 않습니다.

환자와의 의사소통에서 '뭔가 이상한 일'이 일어난다면, 거기에는 합리적으로 설명할 수 없는 감정과 편향이라고 하는 요인이 영향을 주고 있을 가능성이 있습니다. 먼저 그 사실을 깨닫고 한발 떨어진 곳에서 환자의 생각을 이해하려고 노력하는 자세가 해결을 위한 실마리가 될 것입니다.

의사가 가지고 있는 편향의 이해

편향이 환자에게만 있는 것은 아닙니다. 의사에게도 흔하게 나타납니다. 이런 일은 지극히 자연스러운 것으로 반드시 잘못되었거나 개선해야 할 일은 아닙니다. 하지만 자신의 편향을 알기는 쉽지 않습니다. 그래서 의식적으로 되돌아보는 것이 도움이 되기도 합니다.

앞에서 소개한 조사에서는 환자와 의사의 비교 외에도, 그 치료를 전문으로 하는 의사와 그렇지 않은 의사를 서로 비교해 보았습니다.[17] 그 결과, 비전문의에 비해 전문의가 치료 효과가 낮더라도 치료를 권하는 경향이 있는 것으로 나타났습니다. 전문 지식과 경험, 처해 있는 입장 등 배경에 따라 의사마다 판단이 달라집니다.

임상 상황에서 '여기까지 애써서 치료를 계속해 왔는데 지금 포기하기는 아쉽다.'는 감정을 의사도 가지지 않을까요? 그밖에도 이전에 비슷한 상태였던 환자가 기적적으로 회복하는 것을 본 적이 있었기 때문에 어쩌면 지금 이 환자에게도 같은 일이 일어날지 모른다고 생각할 수 있습니다. 또한 앞으로 수명이 얼마나 남았는지 말했다가 우울증을 겪은 환자가 있었기 때문에 이 환자에게도 아직 그런 얘기를 하지 않는 편이 좋겠다는 생각이 들지 않을까요? 이 상황들은 매몰비용 편향, 가용성 휴리스틱의 예입니다. 이런 편향이 의사의 판단에 영향을 주기도 합니다.

물론 편향의 영향을 받지 않고 언제나 객관적이고 합리적인 판단을 해야 한다는 말은 아닙니다. 의사의 임상 경험과 그로부터 나오는 감은 전문가로서 가진 기술의 하나일 것입니다. 하지만 개인적인 편향으로 인해 팀 내에서 이견이 발생했다면, 편향이 판단에 영향을 주고 있다고 이해하는 것이 의료진 사이에서 유익한 토론과 합의를 만들어 나가는 첫걸음이 될 것입니다.

프레이밍의 영향

이상에서 환자와 의사의 판단을 행동경제학적인 관점으로 파악하는 것이 어떤 역할을 할 수 있는지 설명했습니다. 그러나 더 적극적인 활용 방법도 있습니다. 프레이밍의 구조를 이해하면 자료를 제시하는 방법에 대한 아이디어를 낼 수 있습니다.

행동경제학의 관점 중에서 프레이밍을 의료 현장에 응용하려는 시도는 일찍부터 빈번하게 이루어져 왔습니다. 한 연구에서는 지금까지의 여러 연구 결과를 정리해서 프레이밍 효과를 검증했습니다. 그 연구 결과에 따르면 동일한 정보라도 손실의 측면보다 이익의 측면에서 제공했을 때 피부암의 예방, 금연, 운동 등의 건강 행동이 촉진되는 것으로 나타났습니다.[18] 인간에게는 일반적으로 손실을 회피하려는 경향이 있다는 점은 이미 제2장에서 설명했습니다.

필자들은 암 환자를 대상으로 실시한 연구에서 동일한 치료법을 서로 다른 표현으로 제안하는 실험을 실시했습니다. 실험에서는 "이 치료를 받으면 90%가 치료됩니다."라는 표현으로 제안한 경우와 "이 치료를 받더라도 10%는 치료되지 않습니다."라는 표현으로 제안한 경우에, 치료를 받겠다고 응답한 사람의 비율이 어떻게 다른지를 비교했습니다. 두 표현의 의미가 동일한데도 불구하고 결과는 이익의 측면에서 제안을 한 전자에서 "치료를 받겠다."라고 응답한 사람이 10% 정도 더 많은 것으로 나타났습니다. 90%라고 하는 수치를 70%, 50%, 30%, 10%로 바꾸었을 때도 결과는 마찬가지였습니다.

같은 조사에서 치료법 A를 '치료를 받았을 때 5년 후에 재발할 확률은 10%이고, 치료를 받지 않았을 때 재발할 확률은 12.5%'로 가정하고, 표현 방법을 달리해 제안했을 때 "치료를 받겠다."고 응답한 사람들의 비율을 비교해 보았습니다. 그 결과 "치료를 받았을 때 5년 후에 재발할 확률은 10%이고, 치료를 받지 않으면 재발할 확률은 1.25배가 됩니다."라는 표현으로 제안했을 때 "치료를 받겠다."는 응답이 가장 많았습니다.[19]

한편, '치료를 받았을 때 5년 후에 재발할 확률은 70%이고, 치료를 받지 않았을 때 재발할 확률은 87.5%'로 가정한 치료법 B의 경우에는, "치료를 받지 않았을 때 5년 후에 재발할 확률은 87.5%이고, 치료를 받으면 재발할 확률은 0.8배가 됩니다."라는 표현으로 제안했을 때 "치료를 받겠다."는 응답이 가장 많았습니다.

이 두 치료법에서 재발률을 비교해 보면 치료를 받지 않을 때의 재발률이 치료를 받을 때보다 1.25배 크게 설정되어 있습니다. 그런데 응답률이 가장 높았던 표현 방법은 서로 달랐습니다. 재발률이 낮은 치료법 A의 경우에는 "나쁜 일이 1.25배가 됩니다."라는 손실을 강조한 메시지가 가장 효과적이었던 반면, 재발률이 높은 치료법 B의 경우에는 "나쁜 일들이 0.8배가 됩니다."라는 이익을 강조한 메시지가 가장 효과적이었습니다. 양쪽 모두 '손실회피'라는 인간의 특성에 의한 결과라는 점에서는 동일하지만, 처음의 상황(조건)이 어떠한지에 따라서도 프레임의 효과는 달라질 가능성이 있습니다.

수많은 행동경제학적 접근 방법 중에서 프레이밍이 가장 먼저 의료 분야에 도입된 이유는 간편하면서도 전달하는 정보의 내용을 바꿀 필요가 없다는 점에 있지 않을까 합니다. 같은 정보라 할지라도, 그 표현 방법에 따라 의사가 전하고 싶은 메시지가 보다 정확하게 전해진다면 임상에 적극적으로 도입해야 할 필요가 있다고 생각합니다.

넛지의 활용

다음으로, 한 걸음 더 나아간 접근 방법에 대해 설명하겠습니다. 넛지는 제2장에서 자세히 설명한 것처럼 상대방의 행동을 재촉하는 작은 계기를 말합니다. 실제 임상 현장에서 이루어지는 의사소통에서는 이미 넛지를 많이 사용하고 있습니다. 예를 들어 "제가 환자분이라면 치료를 받을 겁니다.", "당신과 같은 상태의 환자 대부분은 이 치료법을 선택합니다."라고 말한 적이 있지 않습니까? 이 표현들도 의료 현장의 의사소통에서 쓰이는 넛지의 하나입니다. 이렇게 빈번하게 사용되고 있지만 넛지의 효과를 의료의 의사소통이라고 하는 문맥에서 검증한 연구는 거의 없습니다. 아마도 넛지를 의료에 활용하는 데 윤리적인 저항이 있기 때문일 것입니다. 이 부분은 제5절에서 자세히 살펴보겠습니다.

실제 의료 현장에서는 넛지가 복잡하게 결합되어 사용되는 경우가 많습니다. 하지만 의료 현장에서의 넛지에 대한 연구가 많지 않아서, 반복할수록 더 효과적인지 아닌지도 모르는 상황입니다. 필자들은 암 의료 의사소통에서 넛지의 효과를 검증하는 첫걸음으로, 생각할 수 있는 넛지를 세분한 다음 각각의 넛지가 환자의 선택과 어떤 관계가 있는지를 조사했습니다. 이 조사에서는 다음과 같은 가상의 시나리오를 이용했습니다.[20]

시나리오는 '암 치료를 계속했지만, 의학적인 방법들은 모두 효과가 없었다. 현재 통증과 호흡곤란 등의 신체 증상은 약물로 충분히 조절되고 있어서, 집에서 일상생활이 가능하다. 치료를 받으면 구역질과 피로감, 탈모 등의 부작용이 생긴다.'는 설정입니다. 더 이상 암을 줄이거나 수명 연장을 목적으로 계속 치료하기에는 불이익이 더 크기 때문에 치료를 중단하고 남은 시간을 의미 있게 보낼 방법을 찾아보길 권하는 상황입니다.

이 시나리오의 상황에서, 이어지는 의사의 설명에 따라 대상자의 답변이 어떻게 달라지는지 확인해 보았습니다. 비교 대상은 "그래서 안타깝지만, 더 이상 암 치료는 할 수 없습니다."라며 치료의 중단을 기본값으로 설정해 설명하고, 넛지를 추가해서 설명한 경우와 비교했을 때 "치료를 받겠다."고 답하는 사람의 비율이 어떻게 달라지는지 검증했습니다. 그 결과, "치료를 받지 않으면 부작용도 없고, 퇴원해서 집에서 지내거나 외출할 수 있습니다."라고 환자의 이익을 강조한 경우와 "치료를 받으면 1억 원의 사회보험료(국가의 부담)가 발생합니다."라고 사회적인 부담을 언급한 경우에서 비교 대상의 설명보다도 "치료를

표 4-1 · 넛지를 이용한 설명의 예

비교 대상	**'치료 중단'을 기본값으로 설정** 안타깝지만, 더 이상 암 치료는 할 수 없습니다. 치료법 C도 있기는 하지만, 의학적으로 충분한 효과가 없는데다 부작용이 생깁니다.
넛지를 이용한 설명	**① 직접 추천** 치료 C라는 방법도 있지만, 의학적으로 충분한 효과가 없는데다 부작용이 생깁니다. 그래서 안타깝지만 저로서는 더 이상 치료를 하지 않는 것이 환자분에게 최선의 선택이라고 생각합니다.
	② 규범 제시 치료 C라는 방법도 있지만, 의학적으로 충분한 효과가 없는데다 부작용이 생깁니다. 이 같은 상황에서는 많은 환자분들이 더 이상 치료하지 않는 쪽을 선택합니다.
	③ 이득 제시 치료 C라는 방법도 있지만, 의학적으로 충분한 효과가 없는데다 부작용이 생깁니다. 치료를 하지 않으면 부작용도 없고, 퇴원해서 집에서 지내거나 외출할 수 있습니다.
	④ 이득 제시(타인) 치료 C라는 방법도 있지만, 의학적으로 충분한 효과가 없는데다 부작용이 생깁니다. 치료를 하지 않으면 부작용도 없고, 퇴원해서 집에서 지내거나 외출을 할 수 있습니다. 그렇게 되면 당신뿐만 아니라 가족들도 좋은 시간을 보낼 수 있을 겁니다.
	⑤ 사회적 부담 치료 C라는 방법도 있지만, 의학적으로 충분한 효과가 없는데다 부작용이 생깁니다. 또한 치료를 받을 경우 사회보험료(국가의 부담)가 1억 원 정도 발생합니다.

받겠다."고 응답한 환자의 비율이 낮았습니다.

이 결과는 '이기적인 동기부여'와 '손실회피'라는 관점으로 이해할 수 있습니다. 사람은 자신의 이익을 극대화하고 손실을 최소화하려고 합니다. 그래서 "치료를 그만두는 편이 환자분에게 이익이 됩니다."라고 설명해서 환자에게 이익임을 이해시키거나 '환자가 치료를 받는 것이 손실(사회에 폐를 끼치는 일)'이라고 설명해서 사회적 부담이 된다는 점을 이해하도록 촉구하는 것입니다.

　한편 환자 자신의 이익과 함께 가족의 이익을 언급한 설명은 비교 대상의 설명과 결과에서 별 차이가 없었습니다. 왜 그랬을까요? 아마도 가족의 이익이 직접적인 환자의 이익으로 느껴지지 않았기 때문일 것입니다. 추측이긴 합니다만, 만약 "치료를 계속하면 가족에게 부담이 됩니다."와 같이 가족의 이익이 아니라 손실을 말했더라면 사회적 부담을 말한 설명과 마찬가지로 환자 자신의 손실(가족에게 폐를 끼치는 일)로 이해해서 결과가 달라졌을지도 모릅니다.

　의료 분야에서 의사소통에 넛지를 활용하는 문제는 이제 막 검토를 시작한 정도에 불과하며, 실제 임상에서 활용하도록 권하기까지는 아직 시간이 필요합니다. 의사들 각자가 평소에 자신이 하고 있는 의사소통을 되돌아보고, 무의식적으로 사용하는 넛지가 효과적이라고 느낀다면 의도적으로 활용해 보는 게 좋지 않을까 생각합니다.

4. 암 환자의 의사 결정을 돕는 행동경제학적 접근 방법의 유용성

　종말기 암 환자가 임종을 앞두고 심폐소생 등 의료 행위를 유보 또는 선택해야 하는 상황을 가정해 봅시다. 이때 환자와 가족에게 '한다.'와 '하지 않는다.'를 나란히 놓고 선택을 강요하는 방법, 이른바 정보에 근거한 선택을 사용하는 것은 매우 잔인한 일입니다.

일본에서도 한때 유명했던 미국의 철학자 마이클 샌델Michael Sandel은 인간의 책임을 크게 세 가지로 나누었습니다.[21]

첫 번째는 자연적인 책임으로, 보편적으로 합의가 필요하지 않습니다. 예를 들면, 사람을 존중하는 마음으로 대하고, 정의를 실천하며, 잔학한 행동을 하지 않는 것 등입니다.

두 번째는 자발적인 책임으로, 개별적인 합의를 통해서 생기는 책임입니다. 우리가 다른 사람의 선(이익)을 걱정할지 여부는 그렇게 하기로 동의했는지, 그리고 누가 동의했는지에 달려 있습니다. 의료진이 환자와 그 가족에게 설명하고 동의를 얻는 것도 여기에 해당합니다. 이 책임의 사고방식으로 본다면, 의료진은 동의서의 계약을 근거로 의료 행위를 한다고 인식할 수 있습니다.

세 번째는 연대의 책임으로, 개별적이지만 동의를 필요로 하지 않습니다. 일정한 역사를 공유하는 사람에 대한 책임이라고 말할 수 있습니다. 직접 선택하지는 않았지만 우리는 연대와 구성원에 대한 책임을 지는 경우가 있습니다. 이것은 가족이 짊어지고 있는 의무입니다. 첫 번째 책임처럼 동의를 필요로 하지 않는다는 점에서 도덕과 규범으로 인식되는 것에 해당합니다. 의료진과 환자의 가족이 똑같은 질환을 바라보고 있지만, 의료진은 자신과 환자의 가족이 짊어진 책임이 전혀 다르다는 사실을 반드시 인식해야 합니다. 가족이 어떤 일에 책임을 느끼고, 무슨 책임을 다하려 하는지에 주목해야 합니다.

암이 진행되어 환자가 임종을 앞두고 있을 때, 환자의 가슴을 압박하고 목에 튜브를 삽입해 인공호흡기로 호흡하도록 만들며 심장을 뛰게 하는 약물을 주사하는 소생 행위를 선택해야 할지 고민하는 상황이라면 가족은 2개의 연대 책임을 느낄 것입니다. 첫 번째는 환자가 조금이라도 더 오래 살기를 바라는 것이 가족으로서 본연의 모습이라는 책임입니다(도덕 감정[22]). 이런 도덕 감정은 의료진에게도 있습니다. 그러나 비록 1분 1초라고 하더라도 환자의 생존 기간을 연장하는 것이 정의라고 생각하는 사고방식은 일방적인 도덕 감정입니다.

두 번째는 임종을 지키지 못하는 것은 불효라는 도덕 감정입니다. 그리고 의료진에게는 이런 가족의 도덕 감정을 최대한 배려해야 한다(적합성)는 도덕 감정이 있습니다. 그러나 이런 도덕 감정 문제 때문에 가족이 가장 환자 옆에 있어야 할 순간이 과학적 근거에 기초한 심폐정지의 순간이라는 (공리주의적인) 가치관이 정말 옳을까요?

첫 번째 도덕 감정에 대해서는 "환자분의 고통을 가장 우선으로 생각해야 하지 않을까요?"라고 물음으로써, 도덕적으로 바람직한 가족의 모습을 재고해 달라고 할 수 있습니다.

두 번째 도덕 감정에 대해서는 "확실하게 약속할 수는 없지만, 징후가 있을 때 미리 알려 드릴 수 있도록 노력하겠습니다."라는 약속을 하고, 모여야 할 사람이 다 모였을 때 사망 확인을 하면 될 것입니다.

이와 같이 '심폐소생술을 시행하지 않는다.'를 기본값으로 설정함(넛지)으로써 종말기 환자의 행복과 함께 가족의 도덕 감정도 배려한 의사 결정을 지원할 수 있습니다.

6. 암 환자의 의사 결정을 돕는 행동경제학적 접근 방법의 윤리성

마지막으로 암 환자의 의사 결정을 지원하는 행동경제학적 접근 방법, 특히 넛지의 활용이 윤리적으로 문제가 없는지 고찰해 보겠습니다.

우선 넛지의 활용, 그 자체가 환자에게는 지나친 개입이 될 수 있습니다. 앞에서 예로 들었던 필자들의 연구에서는 "이 설명을 읽고 어떤 느낌이 들었습니까?"라는 질문을 통해 설명에 대한 인상도 함께 물어보았습니다.[23] 그 결과, "안타깝지만, 암 치료는 더 이상 할 수 없습니다."라고 치료 중단을 기본값으로 설정한 설명과 "그래서 안타깝지만 저로서는 더 이상 치료를 하지 않는 것이 환자분에게 최선의 선택이라고 생각합니다."라고 직접적인 표현으로 치료 중단을 권하는 설명에서 "버림받은 느낌이다.", "마음이 힘들었다."라는 응답의 점수가 높았습니다. 또 사회적 부담을 말한 설명에서는 "버림받은 느낌이다.", "설명에 개선이 필요하다고 느꼈다."라는 응답의 점수가 높았습니다. 응답 내용과 관계없이, 설명에 대해 부정적인 감정을 느낀 사람들이 많았습니다. 분명 의사가 의학적으로 적절하다고 생각하는 방침을 권하는 것이 효과적일 때도 있을 겁니다. 실제 조사에서도 사회적 부담을 언급했을 때 치료를 중단한다는 의학적으로 바람직한 선택이 늘어나는 경향을 보였습니다. 하지만 이런 설명들 자체가 환자에게는 심리적 부담이 될 수 있다는, 사실을 간과해서는 안 됩니다.

넛지가 환자의 결정을 유도한다는 점에서 비윤리적이라는 반론도 많습니다. 과학적인 근거가 부족한데다 윤리적인 고찰 절차를 전혀 밟지 않은 방법과 결론을 기본값으로 설정할 경우 문제가 될 수 있습니다. 또 선택하는 사람 모르게 유리한 조건을 제안하는 넛지를 사용해 선택을 유도한다면, 그것은 역사적으로 비판받았던 과거의 가부장주의로 역행하는 것이 됩니다.

사실 우리 삶에는 선택해야만 하는 상황이 굉장히 많습니다. 우리가 하루라도 선택이라는 행위를 하지 않고 보내는 것이 과연 가능할까요? 삶 자체가 곧 선택입니다. 그렇다고 우리가 하는 모든 선택이 능동적인 것도 아닙니다. 만약 모든 행위를 사전에 선택해서 실행해야만 한다면, 너무나 피곤한 일이 아닐 수 없습니다. '심각하게 생각하지 않고, 왠지 모르지만 그렇게 하고 있는' 일이 굉장히 많다는 사실은 이미 알고 있을 겁니다. 그 순간순간에 실제로 했던 행위 이외에 다른 행위를 할 수는 없었을까 하고 생각해 봅시다. 이것을 '타행위가능성他行爲可能性, alternative possibilities'이라고 부릅니다.

우리는 항상 타행위가능성을 가진 채, 실제로는 하나의 행위를 합니다. 하지만 그 상황에서 명백한 선택을 거치지는 않습니다.[24] 인간 행위의 대부분은 습관이며, 그밖에 '별생각 없이' 하는 행위도 많이 있습니다.[25] 실제로 일상생활에서는 별생각 없이 그렇게 하고 있는 휴리스틱스(제2장 참조)에 의한 선택이 굉장히 많으며, 그 덕분에 우리는 사소한 일에 얽매이지 않고 생활할 수 있습니다. 행동경제학은 새로운 학문이지만, 다루고 있는 주제는 인간 본래의 의사 결정이므로, 새롭게 만들어진 학문은 아닙니다.

환자와 그 가족은 의료진에게 암이라는 소리를 들은 다음, 재빨리 병의 상태를 이해해서 치료법을 선택하라고 강요당합니다. 의료진은 환자와 남남인 관계입니다. 또 의료진은 의료에 대한 지식이 풍부하기 때문에 환자가 처해진 상황에서 어떤 선택이 적절할지 판단하는 능력이 높습니다. 그러나 긴 안목으로 본다면 의사의 판단은 결국 지금의 쾌락을 억누르고 미래에 배분하는 형태[26]의 가부장주의라고 할 수 있습니다. 이런 판단은 당사자가 아닌 남이기 때문에 할 수 있는 것입니다.

그렇다면 스스로 결정하기만 하면 의료윤리의 '자율원칙'이 유지되므로 윤리적이라고 말할 수 있을까요? 존 스튜어트 밀 John Stuart Mill은 『자유론』에서 '우행권愚行權, right to do wrong'이라는 것을 제창했습니다.[27] 밀은 '인간에게 있어 자기결정권이야말로 가장 보호되어야 할 권리이므로, 비록 그 행위가 어리석은 짓이라 하더라도 자기결정권을 잃어버리는 것보다는 낫다. 그리고 어리석음은 곧 자연도태될 것이다.'라고 생각했습니다. 현재 의료윤리의 4원칙[28] 중 자율원칙은 이를 근거로 하고 있습니다.

그러나 의료진과 환자의 관계에서 이를 그대로 적용하기는 어렵습니다. '어리석음은 곧 자연도태'될 것이므로 하고 싶은 대로 하도록 놔두자는 주장을 윤리적이라고 생각하는 사람은 거의 없을 것입니다.

밀이 냉정하게 느껴질지도 모르지만, 그가 살던 시대는 사람들의 '자유'가 이제 겨우 중요하게 생각되기 시작한 시기입니다. 그래서 거기에는 인간이 오랜 역사를 거쳐 간신히 손에 넣은 자유를 잃을 수 없다는 의지가 강하게 담겨 있습니다. 그리고 그는 『자유론』에서 우행권에 대해 언급한 후 다음과 같이 적었습니다.

자신의 그릇된 판단 때문에 고통받게 된 사람을 더 괴롭혀 주자고 생각하지는 말자. 그 사람을 처벌하려는 것이 아니라, 자신의 행위가 가져올 재앙을 어떻게 피하고 어떻게 해소할지 가르쳐 주어 그 형벌이 가벼워질 수 있으면 좋겠다.

(중략)

우리가 그 사람에게 할 수 있는 가장 끔찍한 일은 그에게 아무것도 말해 주지 않고 그릇된 판단을 좋아하도록 놔두는 것이다.

환자와 그 가족은 의료에 대해 잘 알지 못합니다. 아무리 시간을 들인다고 해도 의료진이 공부했던 것 이상의 지식을 쌓기는 불가능합니다. 그렇다고 설명하지 않아도 된다는 말은 아닙니다. 설명과 동의는 '환자의 권리'를 보호하기 위한 필수 사항입니다. 그러나 현실에서는 많은 정보를 주면 줄수록 더 혼란스러워져서 결국 인생의 중요한 선택에 오해와 오류가 생기고 맙니다. 평소 휴리스틱스와 넛지에 따른 선택에 익숙해져 있기 때문입니다. 이를 방치한 채, 자기결정권만 지킬 수 있으면 된다는 생각은 윤리적이라고 말할 수 없습니다. 또 반대로 넛지가 의사 결정자가 '원하지 않는 쪽'으로 유도할 수 있다는 주장 역시 지금까지의 연구에서 사실이 아닌 것으로 밝혀졌습니다. '하고 싶지 않은' 것을 명확하게 거부할 수 있는 권리는 보장되어 있습니다.[29]

호리 켄스케, 요시다 사란

제 5 장
어떻게 하면 암 검진 수진율을 올릴 수 있을까?

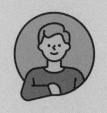

이 장의 포인트

○ 대장암 검진 수진율 향상에는 "올해 대장암 검진을 받지 않으면 내년에는 대변검사 키트가 발송되지 않습니다."라는 손실 프레임의 메시지가 효과적이다.

○ 유방암 검진 수진율 향상에는 목표, 계획, 두려움 등의 차이에 따라 다른 프레이밍의 넛지를 쓰는 것이 효과적이다.

○ 간암 예방을 위해서는, 검사를 '수검'하고, 정밀 검사를 '수진'하며, 항바이러스 치료를 '수료'하는 단계가 필요한데, 각각에는 넛지가 효과적이다.

1. 암 검진 총론: 행동경제학적 관점으로 본 공중보건과 행동 변화에 대한 생각

보건사   암 검진은 받으셨어요?

주민   아니요, 안 받았어요. 하지만 최근 TV에서 연예인이 유방암으로 죽었다는 얘기도 듣고 해서 저도 받아야겠다고 생각했어요. 올해는 제대로 받을 생각이에요.

(1년 후)

보건사   1년 전에 암 검진을 받겠다고 하셨는데, 받으셨나요?

주민   아뇨, 아직 안 받았어요. 생각하고는 있는데, 좀처럼 시간이 없어서요. 어디서 검사를 받는지도 모르고요.

보건사   시에서 암 검진 안내장을 보냈을 텐데요?

주민   받긴 했는데, 뭔가 어려운 내용인 것 같아서 제대로 보진 않았어요. 뭐 특별히 나쁜 곳도 없고, 지금 검진을 받지 않아도 금방 어떻게 되는 것도 아니라서 괜찮을 거 같아요. 내년에 받을까 생각 중이에요.

왜 암 검진을 받아야 하는가?

시작 부분의 대화는 일상적으로 생길 수 있는 상황입니다. 도대체 왜 암 검진을 받아야 하는 걸까요? 그 이유는 암 검진을 통해 암으로 인한 사망률 감소를 기대할 수 있기 때문입니다. 일본에서는 사회 전체의 이익을 위한 정책적인 대책으로, 집단을 대상으로 하는 암 검진을 실시하게 되었습니다. 이처럼 사회 전체의 건강에 도움이 되는 것을 목표로 하는 암 검진을 대책형 암 검진이라고 합니다.

암 검진을 받으면 사망률이 감소한다는 확고한 근거(실험연구·개입연구의 성과)가 있다고 하더라도, 정책을 통한 암 검진은 검진에 의한 이익이 불이익보다 클 경우에만 시행하는 것이 좋습니다. 현재 권장하고 있는 대책형 암 검진은 유방암, 자궁경부암, 위암, 폐암, 대장암이며, 그 방법도 일부로 한정하고 있습니다. 예를 들어 유방암 검진의 경우, 유방 촬영 검사(맘모그라피, mommography)와 시촉진視觸診(보고 만져서 진단하는 방법)의 조합을 권장합니다.

근거가 있는 암 검진이라도 올바른 방법으로 실시되지 않으면, 발견해야 할 암을 찾아내지 못하고, 결과적으로 검진을 받더라도 암으로 인한 사망률이 줄지 않게 됩니다. 예를 들어 유방 촬영 검사의 영상을 제대로 판독할 의사가 없다면 그 검사는 의미가 없어집니다. 이를 암 검진의 정도관리精度管理, quality control라고 합니다.[1]

또한 어느 자치단체가 근거 있는 효과적인 방법으로 정확하게 암 검진을 실시할 수 있도록 체제를 정비했다 하더라도, 검진을 받는 사람이 적으면 그 지역에서 암으로 인한 사망률을 감소시킬 수 없습니다. 따라서 암으로 인한 사망률을 감소시키기 위해서는 암 검진을 받지 않는 사람이 암 검진을 받는다는 행동의 변화가 필요하며, 암 검진을 시행하는 국가와 자치단체는 암 검진의 수진율 향상에 노력을 기울여야 합니다. 즉, 한 사회에서 암으로 인한 사망률이 감소할 정도로 암 검진을 받는 개인의 행동 변화를 이끌어 내려면 개인의 자발적인 결정에 기대는 것만으로는 불충분하며, 국가나 자치단체 등 사회에서 개인을 대상으로 적극적인 개입을 할 필요가 있습니다.

자유주의적 가부장주의

행동경제학에서 정부 및 지역사회 등 개인을 초월한 존재의 개입을 정당화하는 개념으로 '자유주의적 가부장주의'가 있습니다. 자유주의적 가부장주의는 그 선택이 명백하게 바람직할 경우 그 선택지를 고르도록 유도하면서도, 동시에 그 선택을 하고 싶지 않다면 거절할 수 있는 자유도 주어져야 한다는 생각입니다.[2] 암 검진의 맥락에서 설명하면, 암 검진을 받고 싶지 않은 사람에게 억지로 강요하지는 않지만, 암 검진을 받고 싶은 사람이라면 행동할 수 있도록 살짝 등 떠밀어 주는 것이 자유주의적 가부장주의 정책이라고 할 수 있습니다.

사람들은 암에 걸리고 나서야 비로소 암의 불이익을 인식합니다. 암 검진의 이익은 미래에 발생하기 때문에 암 검진을 받는 시점에는 검진의 이익이 크게 과소평가되기 때문입니다. 반대로 일을 쉬어야 한다든지, 검진을 받을 때 통증이 있다든지 하는 등의 불이익, 즉 손실은 검진을 받는 시점에 발생하기 때문에 이익에 비해 손실이 더 크다고 인식하게 됩니다. 그 때문에 완전히 개인의 자유의사에 맡겨 두면 많은 사람들이 적극적으로 암 검진을 받으려 하지는 않을 것입니다. 암 검진이 받을 만한 가치가 있다고 생각하는 사람이라도 현재 편향 때문에 검진을 미루기도 합니다.

한편 자유주의적 가부장주의의 사고방식을 따른다면, 사람들이 더 오래, 건강한 삶을 살 수 있도록 암 검진을 받을 수 있게 적극적으로 노력하고, 손쉽게 암 검진을 선택할 수 있는 대책이나 제도를 도입합니다. 다만 '암 검진을 받고 싶지 않다.'는 의사와 '암 검진을 받지 않겠다.'는 선택이 마땅히 존중되어야 합니다. 특히 효과적인 넛지인 기본값 설정을 암 검진에 사용할 경우에는 앞에서 말한 것처럼 암 검진을 통해 얻게 되는 장기적인 이익이나 불이익에 대해 오해가 없도록 충분히 설명해야 합니다.

넛지와 행동 변화, 소셜 마케팅

암 검진의 수진율 향상 정책은 자유주의적 가부장주의에 근거해서 이루어지고 있습니다. 건강 행동의 '행동 변화'에 대해서는 다양한 이론이나 모델이 개발되고 있으며, 유럽과 미국에서는 암 예방 분야에 행동과학의 이론과 기법을 활용하고 있습니다.

미국국립암연구소[NCI]는 "건강 증진을 위한 효과적인 프로그램은 다양한 수준에서 행동 변화를 포함한다."고 하면서, 행동 변화에 맞춘 몇 가지 주요한 건강 행동의 모델과 이론을 소개하고 있습니다.[3] 이 중에서 행동 변화에 관한 대표적인 이론이 범이론적모델transtheoretical model입니다.[4] 이 이론에서는 행동을 '아무것도 하지 않음'과 '무언가를 시작한 상태'의 2개가 아니라, 행동 변화와 같은 변화에 대해 '거의 관심이 없는' 고려전단계precontemplation, '관심은 있지만 실제 변화는 아직 이르다고 생각하는' 고려단계contemplation '관심이 있고 준비 중인' 준비단계preparation, '새로운 행동을 막 시작한' 실행단계action, '행동 변화를 계속하고 있는' 유지단계maintenance의 5개 단계로 나눕니다. 이 이론에 따르면 사람은 행동 변화의 단계를 하나씩밖에 올라갈 수 없으며 각 단계마다 개입방법이 다르다고 합니다. 거의 관심이 없는 고려전단계에 있는 대상자에게서 행동 변화를 이끌어 내려면 적절한 정보를 제공해 관심을 높이는 개입이 필요합니다. 이에 반해 새로운 행동을 막 시작한 실행단계의 대상자에게는 새로운 행동을 정착시킬 수 있도록 긍정적인 피드백을 통해 지속적으로 동기를 높이는 개입을 합니다. 결국 범이론적모델은 바람직한 행동을 정착시키기 위해 설계된 방법으로, 대상자의 다양한 특성에 맞추어 행동 변화가 쉽게 이루어지도록 하는 구조의 패키지라고 말할 수 있습니다. 이렇게 생각하면, 범이론적모델 역시 이 책의 제2장에서 보여 준 '가볍게 팔꿈치로 찔러 주는' 넛지[5]의 한 형태로 볼 수 있습니다.

행동 변화에 관한 또 하나의 중요한 틀은 소셜 마케팅입니다. 소셜 마케팅은 기업의 마케팅에서 사용되는 다양한 방법을 사회적 과제 해결에 응용하는 방식입니다. 소셜 마케팅에서는 대상자를 그 특성과 특징에 따라 그룹화한 다음 각각의 특징과 특성을 고려한 메시지를 작성하는 마케팅 기술을 이용해, 대상자의 자발적인 행동을 촉진하는 프로그램을 계획합니다.[6] 바람직한 건강 행동을 정의할 수 있다면, 소셜 마케팅은 그 건강 행동을 권장하는 넛지를 구체화하는 방법입니다.

대상자의 특징·특성을 고려할 때는 제2장에서 소개한 다양한 종류의 편향과 건강 행동 사이의 관련성을 검토하고, 건강 행동의 특징을 만드는 편향을 찾아냅니다. 이 과정을 통해 대상자를 그룹으로 구분할 수 있는데, 이를 소셜 마케팅에서는 대상자 세그멘테이션segmentation, 세분화이라고 부릅니다. 한편, 대상자의 특성에 맞춰 행동 변화에 효과적인 메시지를 작성할 때는, 하나의 사실에 대해 여러 가지의 '프레이밍 효과'를 노리고 메시지를 구분해서 만듭니다.

암 검진의 행동 변화에 행동경제학을 응용한다
암으로 인한 사망률을 감소시키기 위해서는 검사와 검진의 수검·수진을 촉진해야 합니다. 이 장에서는 이런 행동 변화에 손실회피, 넛지, 프레이밍 효과 등의 행동경제학적 개념을 어떻게 응용할 수 있을지 고찰합니다. 이를 위해 실제로 수진율이 향상되는 것으로 나타났던 대장암 검진, 유방암 검진, 간암 예방을 위한 간염바이러스 검사에 대한 지역의 개입연구 사례를 소개합니다.

히라이 케이

2. 대장암 검진에서 손실 프레임을 이용한 수진 권장

대장암 검진의 필요성

일본에서 대장암으로 사망하는 사람은 매년 53000명으로 굉장히 많으며, 일본인 암 사망 원인 2위, 특히 여성 암 사망 원인 1위를 차지하고 있습니다.[7] 대장암은 암 검진 유효성이 특히 큰 질환으로, 암 검진에서 발견될 경우 조기 치료를 통해 완치를 기대할 수 있습니다. 일본에서 암 검진을 실시하는 주체는 각 지역의 지자체입니다. 암대책추진기본계획에서는 암 검진의 수진율을 50%로 정하고, 각 지자체는 수진율을 올리기 위해 노력해 왔습니다. 그렇지만 대장암 검진의 수진율은 41.5%로[8] 여전히 낮으며, 이는 선진국 중에서 가장 낮은 수준입니다.

내각부가 실시한 '암 대책에 관한 여론조사'(2017년)에 따르면, 암 검진을 받지 않는 이유로는 '받을 시간이 없기 때문에', '필요하다는 생각이 들지 않아서', '걱정이 될 때면 언제든지 진료를 받을 수 있기 때문에' 등이 많았으며, 암 검진을 받지 않는 확실한 이유는 눈에 띄지 않습니다. 대부분의 사람들은 암에 걸릴까 두려워하며, 암 검진을 받는 것이 좋다는 사실은 알고 있습니다. 그런데 암에 걸릴 가능성은 미래에 발생하는 불이익인 반면, 지금 암 검진을 받으려면 눈앞에서 불이익(귀찮음)이 생깁니다. 게다가 사람들은 미래의 불이익을 과소평가하기 때문에, 결국 암 검진을 받으러 가지 않는 상황이 됩니다. 하지만 실제로 암에 걸려 죽음 직전이 되면 '왜 더 빨리 찾지 않았을까?' 하고 후회하는 경우가 많습니다. 특히 최근에는 사회 전체가 고령화되면서 암의 발생 빈도가 높은 연령인 60~70대 국민이 크게 증가했습니다. 이런 상황에서 어떻게 하면 '매일 바쁘게 살아가는 건강한 사람'이 정기적으로 암 검진을 받도록 만들 수 있을까 하는 문제는 굉장히 중요합니다.

대장암 검진은 대변검사이기 때문에 고통도 없고 단시간에 할 수 있을 뿐만 아니라 대장암으로 사망하는 사람을 줄이는 데 굉장히 효과적인 암 검진입니다. 그러나 매년 검진을 받아야 그 효과가 높습니다. 그런데 실제로는 매년 받는 사람은 많지 않다는 게 현실입니다. 단순히 '대장암 검진은 매년 받아야 한다.'는 사실을 잘 모르고 있거나 '받아야 한다는 사실은 알고 있지만 귀찮다.'는 경우가 많을 것으로 예상됩니다. 많은 부정기 수진자는 자신이 암 검진을 제대로 받고 있다고 여깁니다. 만약 이들에게 암이 발생해 사망하게 된다면 그동안 암 검진을 전혀 받지 않았거나 검진의 필요성을 무시해 온 사람에 비해 그 손실이나 후회가 더 클 것입니다. 결과적으로 '가끔 대장암 검진을 받은 사람'을 '매년 대장암 검진을 받는 사람'으로 행동을 변화시키는 것은 당사자에게도 바람직한 정책 개입입니다.

도쿄도 하치오지시에서는 지난해 대장암 검진을 받은 사람을 대상으로 올해 검진을 시작하기 전인 5월 말에 대변검사 키트를 자동으로 발송하는 제도를 채용했습니다. 일반적으로 대장암 검진을 희망하는 사람은 인근 의료 기관에 전화 예약을 한후에 직접 대변검사 키트를 수령하러 가야 했습니다. 하치오지시처럼 신청을 하지 않아도 대변검사 키트를 받게 된다면 검사키트를 수령하기 위해 가는 수고가 그만큼 줄어들기 때문에 검진을 받을 가능성이 커질 것으로 예상됩니다. 결국 대장암 검진대상인 주민(40세 이상의 남녀) 전원에게 대변검사 키트를 사전에발송하는 방식이 수진율 향상에 어느 정도 효과가 있지 않을까합니다. 그러나 중핵시(법정 인구 20만 명 이상의 도시)인 하치오지시의 경우에는 발송 대상 인원인 40세 이상 인구가 약 34만 명으로 방대한데다 그중에서 약 40%는 직장에서 대장암 검진을이미 받은 것으로 예상되기 때문에, 전원에게 대변검사 키트를보낼 필요는 없어 보입니다. 따라서 사업 예산의 효율성을 높이기 위해서는 '대변검사 키트를 보냈을 때 사용할 가능성이 높은사람'으로 대상을 좁혀서 검사 키트를 발송해야 합니다. 대변검사 키트를 보냈을 때 사용할 가능성이 높은 사람은 지난해 대장암 검진을 받은 사람입니다. 일반적으로 지금까지 시의 대장암검진을 받은 기록이 한 번도 없는 사람은 상당히 무관심한 층

이거나 직장에서 대장암 검진을 받은 사람으로, 시에서 권장한다고 해도 검진받을 확률이 낮습니다. 그렇기 때문에 하치오지시에서는 2016년부터 작년에 대장암 검진을 받은 사람에 한해 대변검사 키트를 자동으로 발송하고 있습니다.

그러나 대변검사 키트를 보낸다고 해서 지난해 수진자 전부가 검진을 받지는 않습니다. 대변검사 키트를 보낸 사람 중에서 실제로 검진을 받은 사람은 약 70%에 그치고 있습니다. 그래서 2016년도에 하치오지시에서는 '5월에 대변검사 키트를 전달했는데도 불구하고 10월까지 검진을 받지 않은 사람'을 대상으로 대장암 검진을 권장하는 사업을 실시하기로 했습니다. 시에서는 대변검사 키트 발신자 목록에서 검진을 받지 않은 사람을 추려내어 그 사람에게 검진의 수진을 촉구하는 엽서를 보내 검진을 독려하고, 엽서를 받은 사람 중에 다음 해 1월 말까지 검진을 마친 사람이 얼마나 되는지 확인했습니다.

검진을 독려하는 엽서의 메시지로는 2개의 유형을 사용했습니다. 유형 A는 "올해 대장암 검진을 받으면 대변검사 키트를 내년에도 보내드립니다."이고 유형 B는 "올해 대장암 검진을 받지 않으면 내년에는 대변검사 키트를 보내드리지 않습니다." 입니다(그림 5-1).

검진을 받지 않은 3899명을 무작위로 두 그룹으로 나눈 후, 각각의 그룹에 유형 A와 유형 B의 메시지를 보내고 2017년 1월 말에 검진을 받은 사람의 수를 헤아려 각 메시지의 효과를 검증했습니다. 결과는 엽서를 받기 전에 검진을 받은 사람을 제

그림 5-1 · 대장암 검진 수진을 권장하는 2종류의 메시지

유형 A

올해 5월 하순, 댁으로
'대장암 검진 키트'
를 보내드립니다. 대장암 검진 키트
(2회분)
검진 키트가 없을 때는 의료 기관에서 받으세요.

하치오지시에서는 지난해 대장암 검진을
받은 분에게 '대장암 검진 키트'를
보내드리고 있습니다.

! 올해 대장암 검진을 받으면

**내년에도
'대장암 검진 키트'를
댁으로 보내드립니다.**

 먼저 실시 의료 기관에 예약하세요!
**시에서 5월에 보내드린 '검진 가이드(의료 기관
일람표)'에서 확인하신 후, 의료 기관에 전화로
예약해 주세요.**
일람표는 시의 웹사이트에서도 확인할 수 있습니다.
상세한 내용은 하치오지시 암 검진 으로 검색

유형 B

올해 5월 하순, 댁으로
'대장암 검진 키트'
를 보내드립니다. 대장암 검진 키트
(2회분)
검진 키트가 없을 때는 의료 기관에서 받으세요.

하치오지시에서는 지난해 대장암 검진을
받은 분에게 '대장암 검진 키트'를
보내드리고 있습니다.

! 올해 대장암 검진을 받지 않으면

**내년에는 '대장암 검진 키트'를
댁으로 보내드리지 않습니다.**

**의료 기관에서
직접 수령하셔야 합니다.**

먼저 실시 의료 기관에 예약하세요!
**시에서 5월에 보내드린 '검진 가이드(의료 기관
일람표)'에서 확인하신 후, 의료 기관에 전화로
예약해 주세요.**
일람표는 시의 웹사이트에서도 확인할 수 있습니다.
상세한 내용은 하치오지시 암 검진 으로 검색

외했을 때, 유형 A를 보낸 1761명 중에서 399명(수진율 22.7%)
이 검진을 받은 반면, 유형 B를 보낸 1767명 중에서 528명(수
진율 29.9%)이 검진을 받은 것으로 나타났습니다.

손실 프레이밍을 통한 행동의 지속과 유지

이렇게 대처했을 때 나타난 결과는 제2장에서 설명했던 전
망이론의 손실회피로 해석할 수 있습니다. 유형 A의 메시지는
대장암 검진을 받았을 때 계속해서 얻을 수 있는 이익을 강조한
메시지입니다. 한편, 유형 B의 메시지는 손실을 강조한 메시지
로, 지금까지 제공받았던 '대변검사 키트의 자동 발송' 서비스
가 올해 자신이 어떻게 행동하는지에 따라 제공받지 못하게 될
수 있음을 강조합니다. 검진을 받지 않으면 내년부터는 받지 못
하는 손실이 확정되는 것입니다. 이 메시지는 대변검사 키트의
자동 발송이 기본값임을 강조하면서도, 대상자가 그것을 잘 따
라주어야만 그 기본값이 유지된다는 의미입니다. 대상자의 대
부분은 자동 발송을 통한 검진 기회가 사라지는 손실을 피하고
싶어서 대장암 검진을 받았을 것입니다.

통상적인 건강 프로모션에서는 프레이밍 효과를 노린 손실
프레임 메시지를 사용하는데, 주로 "방치하면 병이 된다."와 같
이 미래의 손실을 말하면서 대상자를 설득하려는 메시지가 많
습니다. 그러나 지금 대처한 방식은 대상자에게 현재와 가까운
시점의 단기적인 손실을 구체적으로 제시해서 의사 결정과 행
동 변화를 이끌어 내고 있습니다. 건강 행동의 변화가 더욱 컸
던 이유는 보다 구체적인 손실 프레임을 통한 프레이밍 효과를
설계했기 때문입니다. 특히 행동 변화의 대상자에게 발생할 손
실이 무엇인지 그 내용을 분명하게 전달하면서 행동 변화를 위
한 구체적인 의사소통이 가능했습니다. 바람직한 건강 행동이

명백한 경우에는 이렇게 손실회피를 위한 프레임을 세분화해서 조합하는 방식으로 그 건강 행동을 계속 넛지해 주면, 건강 행동을 유지하거나 계속 변화하도록 만들 수 있지 않을까 합니다.

후쿠요시 준

3. 유방암 검진을 받기 위한 행동 변화: 행동 변화 모델·넛지·프레이밍 효과

유방암 검진의 보급 계발 운동인 '핑크리본 캠페인' 등 다양한 활동을 통해 유방암과 유방암 검진 자체에 대한 인식은 굉장히 높아졌습니다. 하지만, 일본에서 실제 검진의 수진율은 2007년 현재 20.3%로, 영국 73.8%, 미국 51.0%, 한국 45.8%와 비교하면 매우 낮았습니다.[9] 그래서 2008년에 만들어진 암대책추진기본계획에서는 수진율의 목표치를 50%로 설정했고, 그에 따라 후생노동성 연구반[10]은 행동 변화의 이론과 프레이밍 효과를 응용해서 유방암 검진의 수진율 향상을 위한 연구를 실시했습니다.

유방암 검진을 받도록 행동을 변화시키기 위한 개입연구

먼저 우리 연구 그룹에서는 행동 변화의 이론인 범이론적모델 이론을 이용해서, 유방암 검진 대상자의 심리·행동의 특성을 파악하기 위한 인터뷰 조사와 설문 조사를 실시했습니다. 그 결과, 목표 의사, 실행 의사[11], 암 발병에 대한 공포·불안^{cancer}

worry[12]이라고 하는 세 가지 요인의 조합을 통해 유방암 검진 대상자를 5개의 그룹으로 나눌 수 있었습니다. 목표 의사는 유방암 검진을 받겠다는 목표의 유무에 관한 의사이고, 실행 의사는 언제, 어디에서, 유방암 검진을 받겠다는 구체적 계획 의사를 말합니다. 5개의 그룹 중 첫 번째는 이미 유방암 검진을 계속 받고 있는 그룹입니다. 두 번째는 이미 언제, 어디서 검진을 받을지 결정한, 실행 의사가 있는 그룹입니다. 세 번째는 암 검진을 받을 생각(목표 의사 있음.)은 있지만, 구체적으로 언제, 어디로 갈지 결정하지 않은(실행 의사 없음.) 그룹입니다. 네 번째는 암에 걸리는 것은 걱정되지만 암으로 진단받을까 봐 무서워(암 발병에 대한 공포·불안이 높음.) 암 검진을 받을 생각이 없다(목표 의사 없음.)고 생각하는 그룹입니다. 다섯 번째는 암에 대해서는 전혀 걱정하지 않기 때문에 암 검진을 받을 생각이 없다(목표 의사 없음, 암 발병에 대한 공포·불안이 낮음.)고 생각하는 그룹입니다. 같은 대상의 추적 조사 결과, 이들 그룹의 차이에 따라 1년 후 실제 유방암 검진의 수진율이 달랐으며, 그룹의 순서대로 수진율이 낮았습니다.[13]

유방암 검진의 수진율을 높이려면 서로 다른 심리·행동 특성을 가진 각각의 그룹에 대해 서로 다른 방식의 동기부여가 필요합니다. 그래서 유방암 검진을 권장하는 메시지를 각 그룹의 특징을 바탕으로 서로 다르게 작성해 보낸 다음, 각 그룹별로 유방암 검진의 수진율을 비교하는 지역개입연구를 실시했습니다.[14] 이 지역개입연구는 어느 한 도시에서 지난 2년 동안 지자체가 시행한 유방암 검진을 받지 않은 51~59세(55세 제외) 여성 1859명을 대상으로 했으며, 지난 2년 이내에 검진을 받은 적이 있는 계속 수진자 그룹은 제외했습니다. 이 연구에서는 대상자를 다시 3개의 그룹으로 구분했습니다. 실행 의사가 있어서 이미 유방암 검진을 받을 가능성이 높고 개입의 필요성이 낮은 그룹과 실행 의사는 없지만 목표 의사가 있는 그룹을 합쳐서 그룹 A로 정하고, 목표 의사가 없지만 암 발병에 대한 공포·불안이 높은 그룹을 그룹 B로 정했으며, 목표 의사가 없고 암 발병에 대한 공포·불안이 낮은 그룹을 그룹 C로 정했습니다. 그룹 A·B·C 각각에 대해 유방암 검진을 장려하는 서로 다른 3개의 메시지를 담아서 전단지를 만들었습니다(그림 5-2).

메시지는 '형성적 조사'라고 불리는 소셜 마케팅 기법을 이용해 작성했습니다. 우선 그룹마다 대상자를 선정한 후, 인터뷰를 하고 메시지에 대한 반응을 확인하면서 효과적인 메시지를 개발했습니다.

그룹 A의 전단지는 암 검진의 수진 절차와 연락처를 명기하고 실행 의사를 높이는 내용을 실었습니다. 그룹 B의 전단지는 "일본인 여성 20명 중 1명이 유방암에 걸린다."라고 하는 발병 가능성을 제시하면서 "유방암은 조기에 발견해서 치료하면 90%가 완치."라는 이익 프레임 메시지를 사용해 유방암 검진을 받았을 때 생기는 이익이 무엇인지 알려 주는 방식으로 작성했습니다.

그룹 C의 전단지는 그룹 B와 마찬가지로 유방암의 발병 가

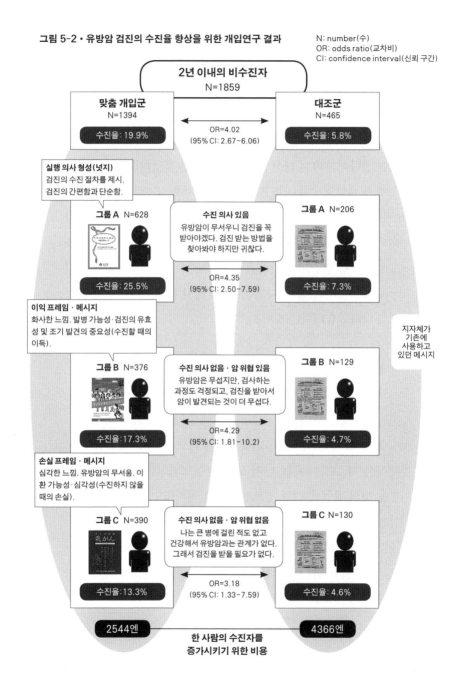

그림 5-2 · 유방암 검진의 수진율 향상을 위한 개입연구 결과

N: number(수)
OR: odds ratio(교차비)
CI: confidence interval(신뢰 구간)

2년 이내의 비수진자
N=1859

맞춤 개입군
N=1394
수진율: 19.9%

OR=4.02
(95% CI: 2.67~6.06)

대조군
N=465
수진율: 5.8%

실행 의사 형성(넛지)
검진의 수진 절차를 제시.
검진의 간편함과 단순함.

그룹 A N=628
수진율: 25.5%

수진 의사 있음
유방암이 무서우니 검진을 꼭
받아야겠다. 검진 받는 방법을
찾아봐야 하지만 귀찮다.

OR=4.35
(95% CI: 2.50~7.59)

그룹 A N=206
수진율: 7.3%

이익 프레임 · 메시지
화사한 느낌. 발병 가능성·검진의 유효
성 및 조기 발견의 중요성(수진할 때의
이득).

그룹 B N=376
수진율: 17.3%

수진 의사 없음 · 암 위험 있음
유방암은 무섭지만, 검사하는
과정도 걱정되고, 검진을 받아서
암이 발견되는 것이 더 무섭다.

OR=4.29
(95% CI: 1.81~10.2)

그룹 B N=129
수진율: 4.7%

손실 프레임 · 메시지
심각한 느낌. 유방암의 무서움. 이
환 가능성·심각성(수진하지 않을
때의 손실).

그룹 C N=390
수진율: 13.3%

수진 의사 없음 · 암 위험 없음
나는 큰 병에 걸린 적도 없고
건강해서 유방암과는 관계가 없다.
그래서 검진을 받을 필요가 없다.

OR=3.18
(95% CI: 1.33~7.59)

그룹 C N=130
수진율: 4.6%

지자체가
기존에
사용하고
있던 메시지

2544엔

4366엔

**한 사람의 수진자를
증가시키기 위한 비용**

능성을 제시하면서 "발견이 늦어 때를 놓치는 바람에 매년 1만 명 이상의 일본인 여성이 유방암으로 사망하고 있습니다."라고 하는 손실 프레임 메시지를 사용했고, 거기에 짙은 청색의 엑스레이 사진을 넣어서 심각성을 강조하는 디자인의 전단지를 만들었습니다. 긍정적 프레임과 부정적 프레임은 제2장에서 소개한 전망이론의 프레이밍 효과를 기대한 것입니다.

맞춤 개입군에게는 이 3종류의 메시지를 각각 해당하는 그룹 A·B·C에 보냈고, 대조군에게는 연구 대상 지역에서 기존에 사용되고 있던 대조 메시지를 동일하게 그룹 A·B·C에 보낸 다음 그해 유방암 검진의 수진율을 비교했습니다. 그 결과, 맞춤 개입군(19.9%)의 수진율이 대조군(5.8%)에 비해 눈에 띄게 높은 것으로 나타났습니다(그림 5-2).[15]

실행 의사의 형성에 관한 넛지

이 개입연구에서 실행했던 내용을 행동경제학의 개념으로 정리해 보겠습니다. 먼저 그룹 A는 유방암 검진의 중요성은 이미 알고 있지만, 수진 과정이 번거롭다고 느끼고 있었습니다. 따라서 이 그룹에게는 암의 발병 가능성과 심각성, 암 검진을 받을 때의 편익에 대한 정보는 최대한 줄이고, '실행 의사'가 형성될 수 있도록 검사 절차의 순서도와 연락처가 들어간 전단지를 만들었습니다. 이는 암 검진 수진 신청을 기본값으로 설정하고, 그 선택을 하기 쉽도록 제공해야 할 정보를 정리해서 보여주는 넛지의 응용이라고 할 수 있습니다.

이번 전단지에는 자신이 이용할 수 있는 검진 기관을 적는 칸을 만들었는데, 아마 실제로 사용한 사람은 적었던 것 같습니다. 그러나 전단지에 암 검진을 받는 절차에 대한 정보를 정리하고 강조한 부분은 실행 의사의 형성에 기여했다고 생각합니다.

또한 이 그룹 A의 사람들은 '올해야말로 유방암 검진을 받아야겠다고 했지만 결국 받지 않았다.'는 현재 편향(제2장 참조)이 높은 사람들이라고 할 수 있습니다. 현재 편향을 가진 사람에게는 커미트먼트가 효과적인데, 실행 의사 형성을 목적으로 하는 정보 제공 방식도 대상자의 커미트먼트를 높이는 방법이라고 할 수 있습니다. 이 지역개입연구에서는 전단지의 디자인에도 이런 점을 반영했는데, 웹과의 연동 및 스마트폰을 통한 정보 제공 등 커미트먼트를 높일 수 있는 보다 효과적인 방법도 가능하다고 생각합니다.

프레이밍 효과와 참조점

이 개입연구에서는 프레이밍 효과를 노리고, 그룹 B와 그룹 C에 대해 서로 다른 메시지를 사용했습니다. 암 발병에 대한 공포·불안이 높은 그룹 B에게는 "유방암은 조기에 발견해서 치료하면 90%가 치료된다."는 메시지를 통해 유방암 검진을 받았을 때의 이익을 알려 주는 이익 프레임을 사용했습니다. 한편 암 발병에 대한 공포·불안이 낮은 그룹 C에게는 "검진을 받지 않은 매년 1만 명 이상의 일본인 여성이 유방암으로 사망하고 있습니다."는 메시지를 통해 유방암 검사를 받지 않을 경우의 손실을 알려 주는 손실 프레임을 사용했습니다.

여기에서 암 발병에 대한 공포·불안의 크기 차이는 각 그룹에서 가치의 참조점이 다르다는 의미입니다(그림 5-3). 그룹 B는 "어쩌면 내가 암에 걸릴지도 모른다."는 부정적인 상황을 참조점으로 하기 때문에, 유방암 검진을 받지 않으면 암 발병의 가능성에 직면하지 않아도 된다는 점에서 이익이라고 생각합니다. 그래서 유방암 검진을 받는 것이 이익이라는 사실을 알려 줘야 했습니다. 이 그룹에 그룹 C처럼 손실 프레임을 사용한다면 암에 대한 공포심을 높이는 등 부정적인 감정을 더욱 부채질할 수 있기 때문에 가능한 피해야 합니다.

한편, 그룹 C는 나는 건강하고 병에 걸리지 않는다는 긍정적인 상태를 참조점으로 하고 있어서, 유방암 검진을 받는 것이 이익이 아니라 현재의 삶에 새로운 비용(검진을 받는 데 드는 시간과 비용 등)을 발생시키는 손실의 대상이라고 파악합니다. 그래서 "일본인 여성 20명 중 1명이 유방암에 걸린다."는 메시지를 통해 유방암 발병 리스크를 확실히 전달해 참조점이 '나는 건강하고 병에 걸리지 않는다.'에서 '어쩌면 나도 암에 걸릴지도 모른다.'로 전환되도록 했습니다. 또 "늦게 발견되어 때를 놓치는 경우도 있어서 매년 1만 명 이상의 일본인 여성이 유방암으로 사망하고 있습니다."는 메시지를 덧붙여 유방암 검진을 받지 않을 경우에 생기는 손실을 직접적으로 알려 주었습니다. 그러나 실제 개입의 결과에서 이 그룹 C의 수진율이 가장 낮았다는 사실로 볼 때, 메시지만으로는 자신의 발병 리스크를 자각하고

그림 5-3 · 유방암 검진의 수진에서 프레이밍 효과

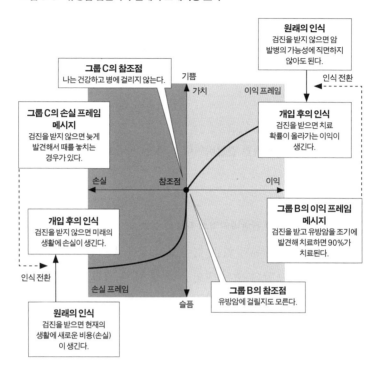

검진을 받지 않으면 생기는 장기적인 손실을 인식하기는 어려 웠던 것으로 보입니다. 그룹 C와 같은 사람들에게는 "20명 중 1 명이 유방암에 걸린다."고 했던 발병 리스크의 표현 방식을 리 스크를 더욱 크게 인식할 수 있도록 효과적인 방식으로 바꾸는 것도 고려해 보아야 합니다. 예를 들어 대상자가 인구 10만 명 인 도시에 살고 있다면 "당신이 사는 마을에서는 매년 5000명 의 유방암 환자가 발생합니다."라는 식의 표현입니다. 실제로

쓸 가능성은 낮지만, "이 기회를 놓치면 더 이상 암 검진을 받을 수 없습니다."와 같은 단기적인 손실을 명확히 나타내는 메시지가 효과적일 가능성도 있습니다. 이런 표현 방식들은 향후의 행동경제학적 연구를 통해 그 효과를 확인할 필요가 있습니다.

히라이 케이, 이시카와 요시키

4. 간암 예방을 위한 간염바이러스 검사: 사가현 간염바이러스 캠페인

간암 예방을 위한 간염바이러스 치료의 수료

간암에는 몇 종류가 있는데, 주요한 것으로는 간세포암이 있습니다. 간세포암의 주된 원인은 음주 등의 생활 습관이 아니라, 약 80%가 바이러스에 의한 감염입니다. 구체적으로는 C형간염바이러스 감염에 의한 C형간염이 약 60%, B형간염바이러스 감염에 의한 B형간염이 약 20%입니다. 따라서 간암의 사망률을 감소시키기 위해서는 다음의 3단계를 신속하게 추진해야 합니다. 첫째로 간염바이러스의 감염을 조사하는 검사(혈액검사)를 받습니다(수검). 둘째로 검사 결과가 양성으로 바이러스 감염이 의심된다면 정밀하게 진찰을 받습니다(수진). 셋째로 검사에서 감염이 확인되면 항바이러스 약물을 써서 항바이러스 치료를 받습니다(수료).[16] 간암의 원인 중 1위를 차지하고 있는 C형간염의 경우, 혈액의 접촉이 적은 일반인이 일상생활에서 감염될 가능성은 굉장히 낮습니다. 검사와 정밀한 진찰을 받은

2단계에서 C형간염바이러스의 감염이 확인되었다면 내복약을 2~3개월만 먹어도 95% 이상의 확률로 체내에서 바이러스를 제거할 수 있습니다. C형간염의 치료제가 크게 진보한 덕분에 효과가 있으면서도 부작용은 비교적 적습니다. C형간염으로 인한 간암을 줄이려면 수검, 수진, 수료의 3단계를 지역의 공중보건학 대책으로 확실하게 추진하는 것이 중요합니다.

간염바이러스 검사 '수검'을 지역에서 촉진

사가현은 2017년과 2018년 연속으로 간암 사망률 전국 1위를 차지할 정도로 간암으로 인한 사망률이 높은 현입니다. 이에 사가현은 다양한 대책을 강구하고 있습니다. 사가현은 전국 최초로 1990년부터 간 질환 검진 사업을 시작했습니다. 그럼에도 불구하고 간염바이러스 검사의 수검률은 주민의 50% 정도에 그쳤으며, 특히 40~50대 경제활동인구의 수검률 침체가 큰 문제였습니다. 그래서 2013년부터 현이 중심이 되어, 현 전체에 민간 기업과 미디어를 아우르는 여러 직종의 협동 활동을 통해 건강 행동 촉진 활동을 집중적으로 실시했습니다. 무관심한 주민도 관심을 가질 수 있도록 지역의 탤런트를 기용한 홍보도 시행했습니다. 사전 조사에서 검증된 효과적인 메시지를 발신하고, '자신의 일이라고 생각하고 행동'할 수 있도록 사투리를 이용한 친근한 내용의 TV 광고 6종류를 방영했습니다. 그리고 포스터를 제작해 현 내 5000개소에 게시하는 것은 물론, 다양한 장소와 이벤트에서 강연을 열어 적극적으로 홍보했습니다.

이때 방영한 TV 광고 역시 지역의 농업과 어업 종사자 및 지역 기업 등의 출연 협력을 통해 제작되었습니다. 그 결과, 2013년 에는 간염바이러스 검사의 수검률이 상승했으며, 전년도에 비 해 간염바이러스의 무료 검사를 받은 사람도 크게 증가했습니 다(그림 5-4).[17]

실제 수검에서는 수검자가 채혈검사에 대해 높은 장벽을 가 지고 있는 것은 아닙니다. 위와 같은 대책을 통해 수검 행동을

그림 5-4 · 다수의 미디어 및 기관의 협력을 통한 홍보와 교육에 의한 간염바이러스 검사의 수검자 증가

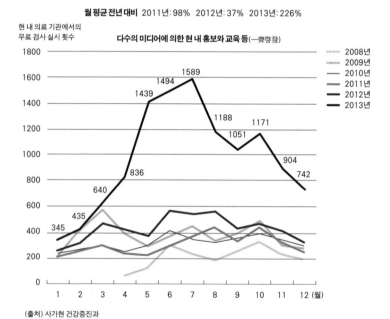

월평균 전년 대비 2011년: 98% 2012년: 37% 2013년: 226%

현 내 의료 기관에서의
무료 검사 실시 횟수

다수의 미디어에 의한 현 내 홍보와 교육 등(一齊啓發)

(출처) 사가현 건강증진과

넛지하는 정보를 여러 수단을 통해 널리 알리고, 그 지역에서 사회규범을 형성시킨 부분이 중요했다고 생각합니다.

양성 판정 후 정밀 검사의 '수진' 촉진

2015년에 실시되었던 사가현의 무료 검사 중 의료 기관 검사 및 직장 검사에서 88명이 새롭게 HCV(C형간염바이러스) 항체 양성으로 판정되었습니다. 그중에서 정밀 검사를 수진한 사람은 45.5%(40명)에 그쳐, 양성 판정 후 정밀 검사의 수진율 향상이 중요한 과제로 부상했습니다.[18] 그 원인을 밝히기 위해 현이 파악한 HCV항체 양성자 801명을 대상으로 설문 조사를 실시했습니다. 그 결과, 정밀 검사의 수진율을 올리기 위해서는 HCV항체 양성자들이 C형간염바이러스 감염의 중요성을 인식하도록 만들고, 가족이나 주위의 의료진이 수진을 권장할 필요가 있다는 사실이 밝혀졌습니다.

설문에 나타난 구체적인 내용은 다음의 5가지입니다. 첫째, 양성자의 89%는 자신이 C형간염바이러스에 감염된 사실을 인지하고 있지만, 8%는 감염된 것을 기억하지 못했습니다. 둘째, 정밀 검사를 받았다고 응답한 603명 중 62%는 가족이나 주위의 의료진들로부터 "증상이 없더라도 정밀 검사를 받아야 한다."는 말을 들었으며, 주위에서 어떤 식으로든 검진을 권장했던 것으로 추정됩니다. 셋째, 정밀 검사를 받지 않은 56명 중에서 주위 사람들이 수진을 권했던 사실을 기억하는 사람은 36%에 그쳤습니다. 넷째, 정밀 검사를 받은 동기로는 결과를 알고 싶다는 관심, 치료가 필요한 질환이라는 사실에 대한 이해, 정밀 검사의 내용에 대한 이해 등이 있었습니다. 다섯째, 정밀 검사를 받은 후 지속적으로 검사를 받지 않은 사람 중에는 의사에게서 "통원하지 않아도 괜찮다." 또는 "경과를 관찰합시다." 라는 말을 들었던 경우가 절반 이상을 차지했으며, 그다음으로 "증상이 없다."는 등 C형간염바이러스 감염을 제대로 인식하지 못한 사람이 많았습니다.

항바이러스 치료의 '수료' 촉진

정밀 검사를 받은 후에 진행되는 항바이러스 치료에서 수료를 촉진하는 요인과 저해하는 요인을 밝히기 위해, 검사에서 양성 판정을 받은 사람들 중에서 사가현에서 파악한 항바이러스 치료 보조금 수급자와 미수급자를 대상으로 설문 조사를 실시했습니다. 그 결과, 치료를 받은 사람과 달리 치료를 받지 않은 사람들 중에는 일을 쉴 수는 없다는 불안감을 가지고 있는 사람, 간염바이러스는 저절로 사라진다고 알고 있는 사람, 치료 보조금 제도를 이용하면 치료비가 적게 든다는 사실을 모르는 사람이 있다는 사실이 드러났습니다.[19]

의료진의 접근 방식 역시 치료를 받을지 여부를 결정하는 데 영향을 줍니다. 치료를 받은 사람은 의료진에게 직접 설명을 들었을 뿐만 아니라 전단지 등의 자료를 통해 알기 쉽게 설명을 받았다고 합니다. 특히 양성 판정을 받은 후 처음으로 듣는 설명이 중요합니다.[20]

그리고 2014~2017년 실시한 조사에서 C형간염바이러스 감염의 '중요성', 정밀 검사와 치료의 '필요성', 나아가 가능한 한 빨리 치료해야 한다는 '긴급성'을 모두 이해했을 때, 정밀 검사 및 항바이러스 치료를 원활하게 받는 것으로 나타났습니다.[21]

인터뷰 조사에서는 항바이러스 치료를 권장할 때 사용되는 '치료'라는 단어가 일반적으로는 위화감을 주며, 치료보다는 "바이러스를 제거한다."라는 설명을 보다 이해하기 쉽다고 느끼는 것으로 나타났습니다. 더 쉬운 표현으로 "바이러스를 공격한다."고 했을 때 전달력은 더욱 상승했습니다. 그 표현이 항바이러스 치료를 받겠다는 의사 결정에 효과적일 수 있다고 판단했기 때문에 표현의 효과를 검증하기 위해 인터넷을 통한 양적 조사를 실시했습니다.[22] 우선 이런 요소 및 행동 변화에 영향을 준 설명 내용이나 표현 방법을 담은 전단지(그림 5-5)부터 만들었습니다. 그리고 전단지의 효과를 검증하기 위해 협력 자치 단체의 도움을 받아 전단지를 발송한 그룹과 발송하지 않은 그룹에서 수료율이 얼마나 차이가 나는지를 무작위 비교 시험으로 비교했습니다. 그 결과, 전단지를 미발송한 그룹의 수료율이 5.4%[23]인 반면, 전단지를 발송한 그룹의 수료율은 14.4%에 달해서($p < 0.05$) 전단지가 양성 판정을 받은 사람들의 수료를 촉진하는 효과가 있다는 사실을 확인할 수 있었습니다(그림 5-5).

실험에서는 C형간염바이러스가 양성인 사람에게 바이러스 감염의 심각성을 알려 주면서 다음과 같은 결과를 얻을 수 있었

그림 5-5 · 전단지를 발송한 그룹은 새로운 치료약이 등장한 시점의 그룹에 비해서도 높은 검진 수료율을 보였다.

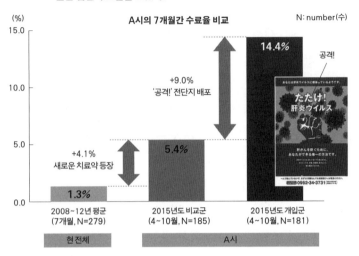

(출처) 사가현 건강증진과, 사가대학 간질환센터

습니다. 감염의 심각성은 미래의 건강에 생길 수 있는 손실과 그 손실을 피하기 위한 정밀 검사와 치료의 필요성, 조기에 바이러스를 제거할 필요가 있다는 긴급성으로 정리했습니다. 이때, 손실회피를 위한 방법인 항바이러스 치료의 필요성을 단순히 "치료합시다."라고 말하는 대신 "지금 당신의 몸에는 바이러스가 있고, 그 바이러스는 언젠가 당신에게 손실을 끼칠 것입니다."라고 사실을 먼저 인식시켰습니다. 그러고 나서 '바이러스를 제거하면 당신에게 이익'이라는 프레임을 제시했기 때문에 보급 계발의 효과를 높일 수 있었습니다.

항바이러스 치료를 받기 위한 의사소통 방법

C형간염바이러스 검사를 수검했을 때 양성 판정을 받았다면 의료 기관에서 정밀 검사를 수진하고, 항바이러스 치료를 수료해야 합니다. 그리고 수검, 수진, 수료를 받는 시점에는 효과적으로 건강 행동을 장려하기 위한 의사소통 방법(넛지)이 필요합니다. 그 과정에서 대상자에게 전달하는 메시지에서는 미래에 병에 걸릴 위험성, 병으로 생기는 손실, 그 손실을 제거할 수 있는 구체적인 방법을 명확하게 제시해야 합니다. 거기에 효과를 더욱 높이려면 단기적인 손실을 보여 줄 필요가 있습니다. 이런 메시지를 전달하려면 의료진의 효과적인 활동이 중요합니다. 이를 위해 후생노동성은 2011년부터 전국적으로 간염 의료 코디네이터를 양성·배치하는 사업을 추진했으며, 보건사, 간호사, 약사를 비롯한 코메디컬 스태프comedical staff·사무직원, 조제 약국의 약제사, 검진 기관의 보건사 등이 그 역할을 담당하고 있습니다. 대상자들이 수검, 수진, 수료라고 하는 이상적인 행동을 취할 수 있도록 간염 의료 코디네이터가 가볍게 등을 떠밀어 준다면(넛지) 간염 의료 촉진에 크게 공헌할 것으로 기대됩니다.

에구치 유이치로

5. 암 검진을 받도록 행동 변화를 유도하기 위한 의사소통

이 장에서는 대장암, 유방암, 간암을 예로 들어 보여 주었듯이, 넛지, 프레이밍 효과 등 행동경제학 원리를 응용해서 집단의 행동(수검·수진·수료)을 변화시키는 의사소통 방법 구축을 알아볼 수 있습니다.

이때 중요하다고 생각되는 공통점은 ①목표 행동과 대상자의 행동경제학적인 특징을 구체적으로 이해하고, ②목표 행동과 대상자의 행동경제학적인 특징에 맞춘 의사소통 방법을 구체적으로 설계하는 것입니다. 목표 행동을 할 때와 하지 않을 때 발생하는 각각의 이익과 손실을 구체적으로 나타내고 다른 가치관, 즉 서로 다른 행동경제학적인 특성과 참조점을 가진 대상자들에게서 손실과 이익이 어떻게 달라지는지 미리 밝히지 않으면 안 됩니다. 이를 위해서는 인터뷰 조사 등을 해서 상세하게 정보를 수집해야 합니다.

목표 행동과 대상자의 행동경제학적 특징을 구체적으로 이해했다면 그 정보를 이용해 구체적인 의사소통 방법을 설계합니다. 그리고 목표 행동을 하도록 행동을 변화시킬 계기, 즉 넛지를 만들 수 있는지 상세하게 검토합니다. 이 장에서는 대장암 검진의 경우 대장암 검진 신청을 기본값으로 하고, 그 행동을 하지 않을 때 생기는 손실회피를 활용해 넛지를 만들었습니다. 유방암 검진의 경우 실행하려는 마음을 먹을 수 있도록 구체적인 절차를 알 수 있는 순서도를 사용하고 커미트먼트를 활용한 넛지를 만들었습니다. 또 간암 예방의 경우 대중매체를 이용해 대상 지역에서 바이러스 검사의 수검이 자리 잡도록 하고 직장 등에서 가까운 사람들이 수검·수진을 권하도록 지역 전체의 의사소통 방법을 구축했습니다.

목표 행동을 할 때와 하지 않을 때 각각 발생하는 이익과 손실을 분명하게 밝혔다면, 그 내용을 바탕으로 프레이밍 효과를 의도한 메시지를 만들고, 그 메시지를 사용한 개입구조를 만들 수 있습니다. 대장암 검진에서의 손실 프레임과 C형간염바이러스 치료를 위한 메시지처럼 대상자의 특징을 명확히 한 후에 공통의 프레임을 만들고 메시지를 작성할 수 있습니다. 혹은 유방암 검진 부분에서 소개한 것처럼 가능한 범위 내에서 대상자를 그룹으로 나누고 각 그룹에 맞춰서 서로 다른 메시지를 이용하는 방법도 효과적입니다.

히라이 케이

제6장

왜 자궁경부암
예방 행동을 하지 않을까?

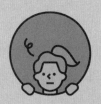

이 장의 포인트

○ HPV백신 접종과 자궁경부암 검진을 하지 않는 이유로 가용성
휴리스틱을 생각해 볼 수 있다.

○ 모두가 백신을 접종할 때까지 접종을 미루는 경향은 동조효과로 설명할
수 있다.

○ 판단 기준이 되는 참조점이 현재의 건강 상태에서 자궁경부암 발병
상태로 바뀐다면 사람들이 예방 행동을 할 가능성이 있다.

1. 자궁경부암과 HPV

〈어느 산부인과병원에서의 대화〉

산부인과
의사

자궁경부암이 젊은 여성들 사이에서 급증하고 있습니다. HPV(인유두종 바이러스)라는 바이러스 감염이 원인인데 백신으로 예방할 수 있지요. 초등학교 6학년에서 고등학교 1학년까지가 정기 접종 대상인데, 따님은 예방접종을 했습니까?

중학생
딸이 있는
여성환자

그 백신은 부작용이 엄청날 것 같더라고요. 텔레비전에서 여러 번 방송하는 걸 봤어요. 무서워서 딸에게 접종시키기는 어려울 거 같아요. 자궁경부암은 별로 들어보지도 못했고 저희 딸도 걸리지 않을 거예요. 검진받을 생각도 특별히 없고요. 그런데 유방암 얘기는 자주

들었거든요. 그래서 딸아이에게 어른이 되면 확실하게
유방암 검진을 받으라고 얘기했어요.

<u>산부인과</u>　　……．
<u>의사</u>

　위의 대화는 어느 산부인과 병원에서 진료를 받는 여성이 의
사와 나누고 있는 대화입니다. 환자는 유방암에 대해서는 걱정
도 하고 검진이 중요하다는 점도 이해하고 있는 것 같은데, 자
궁경부암에 대해서는 그다지 걱정하지 않습니다. 검진이 중요
하다는 생각도 별로 없고, 특히 자궁경부암을 예방할 수 있는
HPV백신은 방송에서 부작용이 많다는 정보를 접한 탓에 딸에
게는 접종하지 않을 생각입니다. 이 장에서는 왜 자궁경부암 검
진의 중요성을 잘 인식하지 못하고, 어째서 정기 접종의 하나인
HPV백신을 접종하지 않는지, 그 의사 결정의 구조를 고찰해 보
고자 합니다. 그렇게 하려면 먼저 자궁경부암이 어떻게 발생하
고, HPV백신과 검진이 자궁경부암 예방과 어떤 관계가 있는지,
현재 문제가 되고 있는 것은 무엇인지부터 설명할 필요가 있습
니다.
　자궁경부암의 대부분은 성관계를 통해 자궁경부세포가
HPV에 감염되어 발생합니다.[1] HPV는 종류가 많아서 현재 알
려진 것만 해도 100개가 넘습니다. 그중에서 특히 악성도가 높
은 HPV-16·18형이 자궁경부암 증례에서 검출되는 비율은 해
외의 경우 약 70%[2], 일본에서는 약 60%입니다.[3]
　일본에서는 자궁경부암 검진이 도입되면서 자궁경부암이

감소 추세였다가, 최근 다시 증가세로 돌아섰습니다. 국립암연구센터의 조사에 따르면, 특히 20~30대에서 증가세가 뚜렷했습니다. 자궁경부암으로 인한 사망률도 증가 추세입니다. 최근 자료에 따르면 전국에서 1년 동안 새롭게 자궁경부암으로 진단받은 사람이 1만 명에 달하며, 약 2800명이 자궁경부암으로 사망합니다.[4]

2. 자궁경부암의 예방

자궁경부암은 HPV에 감염되면서부터 서서히 진행됩니다. 보통 전암병변precancer(자궁경부암 전 단계)을 거쳐 침윤암(이른바 자궁경부암)에 이르기까지는 몇 년 이상 걸립니다. 자궁경부암 검진은 침윤암에 이르기 전인 전암병변의 상태를 발견해 치료하면서 침윤암 발생을 예방하는 것입니다. 한편, HPV백신은 HPV 감염 자체를 예방하는 것으로, 전암병변의 발생도 예방합니다. 현재 일본에서 접종이 가능한 HPV백신은 2가 백신서바릭스, Cervarix과 4가 백신가다실, Gardasil입니다. 서바릭스는 2가지 유형(HPV-16·18형)의 감염을 예방할 수 있고, 가다실은 4가지 유형(HPV-6·11·16·18형)의 감염을 예방할 수 있습니다. 일반적으로 HPV-6·11형은 암의 발생과는 관계가 없습니다. 앞에서 말했듯이 일본에서는 자궁경부암 증례의 60%에서 HPV-16·18형이 검출되고 있기 때문에 HPV백신을 통한 자궁경부암 감소 효과는 약 60%라고 볼 수 있습니다.

그림 6-1 · 젊은 여성의 자궁경부암 발병률 · 사망률 상승

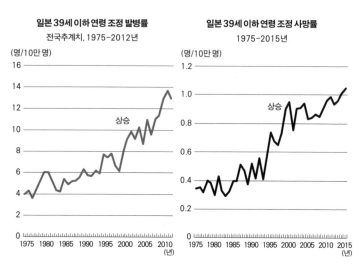

(출처) http://ganjoho.jp/professional/statistics/statistics.html

일본에서는 자궁경부암에 걸린 환자들의 연령이 낮아지고 있고, 발병 빈도도 증가하고 있습니다. 여성의 결혼이 늦어지는 경향과 맞물려 결혼·임신·출산 전에 자궁경부암에 걸리는 경우도 흔해졌습니다. 자궁경부암으로 진단되면 극히 초기인 경우를 제외하고는 보통 자궁전절제술이나 방사선요법을 받기 때문에 임신이 불가능해집니다. 자궁경부의 일부만 절제(원추절제술)해서 자궁을 보존하려고 하는 경우에도 통계적으로 조산율이 눈에 띄게 증가한다고 알려져 있습니다.

자궁경부암은 백신과 검진으로 대부분 예방할 수 있습니다. HPV백신으로 HPV-16·18형이 원인인 자궁경부암을 예방할

그림 6-2 · 자궁경부암의 발생과 예방

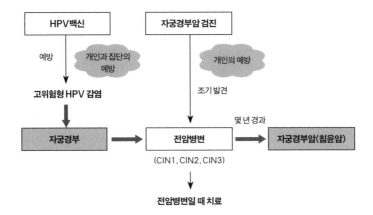

수 있으므로 자궁경부암의 발생 자체가 약 60% 감소하게 됩니다. 설령 이 백신으로 예방할 수 없는 유형의 HPV 감염이라고 하더라도, 자궁경부암 검진을 지속적으로 받는 사람이라면 대부분 전암병변인 단계에서 진단·치료를 받을 수 있기 때문에 자궁경부암으로 진행되는 것을 방지할 수 있습니다.

3. 일본 내 자궁경부암 검진 문제

일본에서 자궁경부암 검진을 받는 수진율은 유럽·미국 등에 비해 현저하게 낮습니다. 특히 20대 초반 여성의 수진율은 10% 내외에 불과합니다. 보통 암은 중년에 발병하는 경우가 많아서 20대 여성이 스스로 자궁경부암에 걸린다고 상상하기는 어렵습니다. 하지만 자궁경부암은 젊은 나이에 발병하는 경우가 많기 때문에 20대부터 검진을 받아야 합니다. 자궁경부암에 대한 정보를 쉽게 접할 수 없다는 점이 이런 상황을 더욱 어렵게 만듭니다. 자궁근종이나 자궁내막증이 생리통의 원인이라는 얘기를 듣고 그 병일까 싶어서 산부인과 진료를 받는 경우는 있어도, 자궁경부암 검진을 받아야겠다는 생각이 들게 하는 정보를 접할 기회는 별로 많지 않습니다.

똑같이 여성 특유의 암인 유방암은 언론에 자주 보도되는데, 유명한 사람이 유방암에 걸렸다는 뉴스가 나올 때마다 검진을 받는 사람이 쇄도할 정도입니다. 자궁경부암은 언론에서 별로 다루지 않기 때문에 검진에 관한 정보를 듣는다고 해도 그다지 중요하게 인식하지 않습니다. 이처럼 과거의 정보와 맞지 않으면 가용성 휴리스틱에 의해 질환의 심각성이나 검진의 중요성을 과소평가하게 됩니다. 검진의 수진율이 낮다 보니 주위에서 검진을 받은 사람도 적어서 '모두 검진을 받으니까'라는 동조 효과로 수진이 촉진되는 경우도 많지 않습니다.

4. 일본 내 HPV백신 문제

일본에서는 백신접종긴급촉진사업의 일환으로 2012년부터 HPV백신에 대한 국가 및 지자체의 기금 조성이 시작되면서, 중학교 1학년부터 고등학교 1학년(상당 연령)을 대상으로 저렴하게 접종받을 수 있게 되었습니다. 당시에는 학교에서 접종을 하지 않았는데도 전국적으로 높은 접종률을 보였는데, 1994~1999년에 출생한 여성의 약 70%가 접종을 받았습니다. 2013년 4월에는 초등학교 6학년부터 고등학교 1학년(상당 연령)이 정기 접종 대상이 되었는데, 그때 HPV백신을 접종한 후에 발생하는 다양한 증상이 반복적으로 언론에 보도되었습니다. 이른바 부작용 보도였습니다. 그리고 같은 해 6월 후생노동성은 HPV백신의 적극적인 접종 권장을 미루겠다고 발표했습니다. 그 후, HPV백신의 접종률이 크게 감소해서 거의 정지 상태가 되었고, 현재(2018년 4월 집필 중인 시점)까지도 이 상태가 계속되고 있습니다. 12·13세의 남녀를 접종 대상으로 해서 약 75%가 3회 접종을 완료한 호주와는 대조적인 상황입니다.

HPV백신의 안전성·유효성은 세계적으로 널리 인정받고 있으며, 세계보건기구WHO 자문위원회는 일본에서 적극적인 접종 권장 유보를 지속하는 것은 근거가 빈약한 정책 결정이라고 지적하면서, 백신을 사용하지 않으면 자궁경부암이 증가하는 현실적인 피해로 나타날 수 있다는 비난 성명을 내놓기도 했습니다.[5] 세계적인 학술지에도 HPV백신을 지지하는 논설이 발표되었습니다.[6] 그러나 언론에서는 이런 정보를 거의 보도하지 않았습니다.

후생노동성의 부회·심의회 자료 등에 따르면 총 접종 횟수(추계) 889.8만 회 중에서 의사가 심각한 증상(의심)으로 보고한 사례의 빈도는 서바릭스와 가다실 모두 0.007% 정도로, 접종

10만 건당 7건 정도였습니다[7](접종 인원 단위로는 10만 명당 52.5명[8]). 후생과학심의회에서는 접종할 때의 통증을 계기로 통증 악순환, 긴장, 공포, 불안 등이 신체 증상으로 나타나는, 이른바 심신반응心身反應, 기능성 신체 증상이 증상을 발현시키는 구조라고 발표했습니다.

후생노동성에서 실시한 '만성 통증의 진료·교육을 위한 기본 시스템 구축에 관한 연구'의 연구반 자료에 따르면, 만성 통증과 심리사회적 요인은 상호작용을 하기 때문에 만성 통증의 원인(신체)에 대한 치료와 인지행동치료를 함께 받았을 때 약 70%의 환자에게서 증상이 개선된 것으로 나타났습니다.[9] 인지행동치료는 사물을 받아들이고 해석하는 방법인 '인지'에 영향을 주어 사물을 파악하는 방식을 개선시키면서 신체 증상을 회복시키는 치료 방법입니다.

후생노동성의 지정연구인 '자궁경부암 백신의 유효성 및 안전성 평가에 관한 역학연구(이른바 소부에祖父江)'의 일환으로 시행된 '전국 역학조사'에서는 HPV백신을 접종하지 않은 여성 중에서도 접종 후 보고된 증상과 같은 다양한 증상을 보이는 사람이 일정 정도 존재한다는 사실이 밝혀졌습니다. 즉, 부작용으로 알려진 다양한 증상이 반드시 HPV백신 접종을 받은 사람에게만 나타나는 증상은 아님을 보여 주었습니다.[10] 또한 최근 나고야시립대학의 연구자가 나고야시의 '자궁경부암 예방접종 조사'의 결과를 논문으로 발표했습니다. 논문에서는 조사 대상에게 나타난 24종류의 다양한 증상이 얼마나 자주 발생하는지 조사했는데, HPV백신을 접종한 사람과 접종하지 않은 사람 사이에 통계적으로 큰 차이를 보이지 않았습니다.[11]

HPV백신의 유효성을 나타내는 국내 자료도 속속 발표되고 있습니다. 일본의료연구개발기구 '혁신적인 암의료 실용화 연구사업' 등으로 니가타현에서 실시 중인 NIIGATA STUDY의 중간 분석에서 20~22세 중 백신을 접종한 사람이 접종하지 않은 사람에 비해 HPV-16·18형 감염률이 훨씬 떨어지는 것으로 나타났으며, 오사카에서 개최된 OCEAN STUDY의 결과 역시 동일했습니다.[12]

전암병변에 대한 미야기현의 자료에서도 결과는 비슷했습니다. 미야기현에서 실시된 20~24세의 여성에 대한 자궁경부암 검진 자료(2014~2015년)를 분석한 결과, HPV백신을 접종한 사람의 세포 검사(자궁경부암 검진) 이상률과 CIN1 이상·2 이상의 전암병변 빈도가 눈에 띄게 감소한 것으로 나타났습니다.[13] 아키타현의 자궁경부암 검진에서도 HPV백신을 접종한 사람의 세포 검사 이상률이 크게 감소했습니다.[14]

5. HPV백신을 접종하지 않는 의사 결정

현재 HPV백신의 접종은 거의 정지 상태입니다. 저자들이 HPV백신을 접종한 사람들의 가족에 대한 인터뷰를 실시했는데 주로 어머니가 딸의 접종을 결정하고 있다는 사실이 알려졌습니다.

그렇다면 어머니들은 HPV백신에 대해 어떻게 인식하고 있을까요? 지금까지 실시한 인터넷 조사 결과를 소개합니다. 2014년 3월에 HPV백신 대상 연령의 딸이 있는 어머니를 대상으로 인터넷 조사를 실시했습니다. 접종하기 전 또는 접종한 후에 부작용에 대한 보도를 접한 어머니 600명 중 약 80%가 부작용 발생 비율을 실제보다 더 높게 인식하는 것으로 나타났습니다. 특히 딸에게 접종을 하지 않았거나 도중에 접종을 중단한 어머니에게서 그 경향이 더 뚜렷했습니다. HPV백신의 효과를 과소평가하고 있는 비율 역시 접종을 하지 않았거나 도중에 접종을 중단한 어머니에게서 눈에 띄게 높았습니다.[15]

2015년 5월에 HPV백신 대상 연령의 딸을 가진 어머니 2060명을 대상으로 실시한 인터넷 설문 조사에서는 딸에게 백신을 접종하는 조건과 접종 의향에 대해 물었습니다. 조사 시점에서 접종 의향은 12.1%였는데, 후생노동성이 적극적으로 권장했을 때는 접종 의향이 21.8%로 올라갔습니다. 거기에 자궁경부암에 대한 정보를 담은 전단지를 제시하니 접종 의향이 27.3%까지 크게 상승했습니다.

조사 시점에서 향후의 접종 의향이 12.1%이긴 했지만, 실제로 '조건 없이' 딸에게 백신을 접종하겠다고 응답한 사람은 전체의 0.2%에 불과했습니다. 이것은 현 상태의 HPV백신 접종률과 같습니다. '주변이나 아는 사람이 접종하면'이라는 조건을 말한 어머니가 16.9%, '비슷한 나이대의 아이들 다수가 접종하면'이라는 조건을 말한 어머니가 50.7%로, 모두가 접종할

표 6-1 · 딸에게 HPV백신을 접종시키기 위한 조건

조건 없이	5(0.2%)	권장을 재개했을 때 기대되는 접종률
권장을 재개하면	80(3.8%)	4%(85/2060)
주변이나 아는 사람이 접종하면	348(16.9%)	→자연 파급 21%(433/2060)
비슷한 나이대의 아이들 다수가 접종하면	1046(50.7%)	접종 후보군 51%(1046/2060)
접종하지 않는다 · 기타	581(28.2%)	
계	2060	

(출처) Yagi et al (2016).

때까지 접종하지 않겠다는 경향을 확인할 수 있었습니다. 특히
접종에 적극적이지 않은 어머니일수록 '비슷한 나이대의 아이
들 다수가 접종하면'이라고 하는 엄격한 조건을 붙이는 경향이
있었습니다.[16] 아마도 부정적인 방향으로의 동조효과 때문일
것입니다.

6. 딸에게 접종시키지 않겠다는 어머니의 HPV백신에 대한 인식

HPV백신은 현재(2018년 4월 집필 당시)도 정기 접종이며,
WHO도 일본의 현상에 우려를 표명하면서 다시 권장할 것을
요구했습니다. 후생노동성에서도 후생과학심의회에서 논의를
계속하고 있으며, 향후 적극적인 권장을 재개하리라 예상됩니

다. 만약 권장을 재개한다면 일본에서 이 백신을 보급할 수 있을까요?

앞에서도 말했지만 딸의 나이가 HPV백신의 접종 대상인 어머니들은 부작용이나 부작용으로 의심되는 사례를 과대평가하고, 백신의 효과는 과소평가하고 있습니다. 만약 이 어머니들에게 지금까지 보고된 심각한 부작용은 1회 접종당 0.007% 밖에 없으며, HPV백신을 접종했을 때 일본에서 자궁경부암 감소 효과가 약 60%로 예상된다는 내용을 전해 준다면 어떨까요? 한 인터뷰 조사에서는 이런 사실을 어머니들에게 알려 주고 반응을 확인했습니다. 이 조사는 HPV백신의 접종 대상인 나이의 딸을 가진 어머니를 대상으로 했으며, 어머니들에게 심각한 부작용 확률인 0.007%와 자궁경부암 예방 효과 기대치인 60%라는 구체적인 숫자를 말해 주었습니다. 심각한 부작용 확률이 0.007%라는 말에 대부분의 어머니는 생각했던 숫자보다 굉장히 적다는 느낌을 받은 듯했습니다. 그러나 그 숫자가 0이 아니라는 점에 굉장히 집중하면서, 0이 아닌 이상 누군가는 반드시 부작용 증상을 보일 텐데, 자신의 딸이 그렇게 될지도 모른다며 걱정했습니다. 이것은 자동차 사고보다 비행기 사고를 더 무서워하는 것이나 다름없는 반응입니다.

자궁경부암의 예방 효과 기대치가 약 60%라고 했을 때, 60%라는 숫자는 100%가 아니기 때문에 백신을 접종하더라도 반드시 누군가는 자궁경부암에 걸리게 됩니다. 그렇다면 자신의 딸 역시 접종을 받아도 자궁경부암에 걸릴 수 있다는 말이

그림 6-3 · 여러 가지 편향이 HPV백신에 대한 인식에 미치는 영향

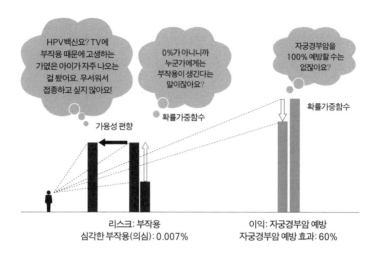

되므로 숫자만큼 예방 효과가 크다고 느끼지 않습니다. 이 현상은 전망이론의 확률가중함수 개념으로 설명할 수 있습니다.[17] 즉, 확률가중함수의 추정 결과는 대부분 30~40% 범위에서는 객관적 확률과 주관적 확률이 거의 일치하지만, 그보다 큰 범위에서는 주관적 확률이 객관적 확률보다 작고, 그보다 작은 범위에서는 주관적 확률이 객관적 확률보다 크다고 합니다.[18] 그래서 심각한 부작용에 대한 정보를 "1회 접종당 99.993%의 사람은 접종 후에도 심각한 부작용 없이 살아갑니다."라는 표현으로 제시해 보았습니다. 이 표현은 프레이밍 효과를 이용한 정보 제공 방법입니다. 같은 현상이지만 그 전달법(숫자 표현법)을 바꾸는 것만으로 상대방이 받는 인상은 크게 달라집니다. 이렇게

표현을 바꾸었을 때 결과가 어떠했을까요? 예상대로 안심하고 접종할 수 있다고 대답한 사람들도 일부 있었지만, 99.993%가 안전하다는 얘기를 듣고 나서 0.007%는 어떻게 되었는지, 언론에 보도된 대로 부작용이 생기는 건 아닌지 걱정된다고 응답한 어머니도 적지 않았습니다. 부작용에 대한 설명에서는 프레이밍 효과가 통하지 않았습니다.

어머니들은 한목소리로 HPV백신이라고 하면 부작용 보도밖에 떠오르지 않으며, 부작용이 걱정된다고 말했습니다. 일본의 언론이 자궁경부암이 증가하고 있는 현상과 백신의 유효성, WHO의 성명은 별로 거론하지 않고, 부작용만 반복해서 보도하고 있는 현실을 생각한다면 당연한 결과입니다. HPV백신 접종이라고 하면 보도에서 여러 번 들었던 부작용 사례로만 판단하는 상황에 빠져 있습니다. 이런 상황은 가용성 휴리스틱으로 설명할 수 있습니다.[19] 앞에서 말한 인터넷 조사에서는 무려 95.2%의 조사 대상자가 부작용에 불안을 느낀다고 답했습니다.

백신의 부작용은 접종을 한 후 일정 기간 안에 발생하겠지만, 예방을 못해서 발병하는 자궁경부암은 수년~수십 년 후의 일이기 때문에 시간할인율과 현재 편향 등의 시간선호 역시 영향을 줄 수 있습니다. 딸이 가까운 미래에 건강할 수 있을지는 중요하게 생각하지만, 먼 미래에 건강이 악화되는 것은 과소평가하기 때문입니다. 또 딸이 스스로 검진을 받기로 결정하고 행동에 옮긴 거라면 모르겠지만, 어머니 자신이 딸의 HPV백신을 접종하기로 결정했는데 부작용이 생기기라도 한다면 그 결과를 차마 받아들이기 힘들 것이기 때문입니다. 앞에서 딸의 나이가 HPV백신 접종 대상인 어머니를 대상으로 실시한 인터뷰 조사를 소개했었는데, 그 조사에서도 이런 인식을 확인할 수 있었습니다.

결국 어머니는 딸에게 HPV백신을 접종하지 않는다는 의사 결정을 하게 됩니다. 어머니는 HPV백신을 접종하면 부작용이라고 하는 손실을 일정 부분 감수해야 하지만 접종하지 않으면 부작용은 100% 피할 수 있다고 생각합니다. 이미 말했듯이 백신 접종에 대한 판단은 부작용이 있을 거라는 관점에서만 이루어지기 때문에, 결국 부작용에 직면하는 상황을 피하는 대신 자궁경부암 발병이라고 하는 큰 리스크에 직면하는 선택을 하는 것입니다.

7. HPV백신 접종에 대한 의식은 바뀔 수 있는가?

HPV백신을 접종하지 않는다는 의사 결정은 확률가중함수와 가용성 휴리스틱에 따른 행동입니다. 어머니들의 이런 선택을 바꾸려면 어떻게 해야 할까요? 지금 어머니들은 부작용이라는 손실을 회피하려고 합니다. 그러나 원래 이 백신의 목적은 자궁경부암 발병을 예방하는 것입니다. 통상적으로 자궁경부암에는 광범위 자궁전절제술 또는 방사선요법 등의 치료를 시행하기 때문에 출산 능력을 잃을 뿐만 아니라 치료의 합병증으

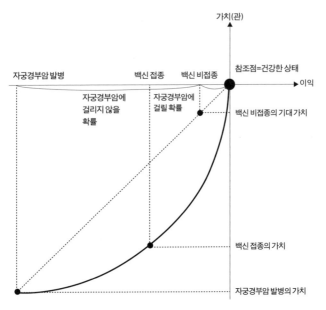

그림 6-4 · 백신 접종을 손실로 인식하는 상황에서 백신을 접종하지 않는
리스크를 선호하는 경향

로 배뇨 곤란과 림프부종이 장기간 지속될 수도 있습니다. 게다가 이런 치료를 하더라도 3분의 1은 목숨을 잃게 됩니다. 이처럼 큰 손실이 생길 가능성이 있는 자궁경부암을 HPV백신으로 예방할 수 있습니다.

따라서 부작용이 생길 거라는 관점이 아니라 자궁경부암 발병 위험을 고려하는 관점에서 손실회피를 생각하는 것, 즉 건강 상태에 대한 관점의 변화가 중요합니다. 전망이론으로 생각해보겠습니다. 만약 자궁경부암이 발병하지 않은 현재의 건강한

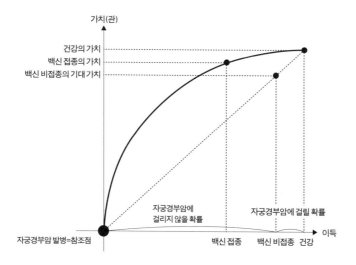

그림 6-5 · 백신 접종을 이익으로 인식하는 상황에서 백신을 접종하지 않는 리스크를 회피하는 경향

상태를 기준으로 생각하고 있다면, 앞으로 자궁경부암에 걸려서 큰 손실을 입게 될 확률이 낮다고 판단하게 됩니다. 그래서 HPV백신을 접종하지 않더라도 현재의 건강 상태가 거의 그대로 유지될 거라 예상합니다(비접종의 가치). 이때 HPV백신을 접종하면 확실히 통증이 있고, 부작용이 발생할 가능성도 있기 때문에 HPV백신 접종은 손실이라고 말할 수 있습니다.

그러나 참조점이 현재의 건강한 상태가 아니라 자궁경부암에 걸린 상태이거나 자궁경부암의 밀접성, 심각성에 대해 인식하고 있는 상태라면, HPV백신 접종은 이익이 됩니다. 통증과 부작용의 리스크가 있기는 하지만 접종을 하면 최악의 상황을 크게 개선할 수 있기 때문에 자궁경부암에 걸린다는 큰 위험을 감수하기보다는 백신을 접종하는 선택하게 됩니다(접종의 가치). 접종을 이익으로 받아들이는 상태에서 리스크를 회피하는 선택이라고 말할 수 있습니다.

이처럼 사물의 가치를 판단할 때 기준이 되는 참조점이 변하면 손실로 인식되던 것도 이익으로 인식이 바뀌게 됩니다. 현재 상황에서도 사람들의 인식에 이런 변화가 생긴다면 더 안전한 선택을 할 수 있습니다. 사람들이 자궁경부암에 대해 충분히 이해한다면 그 심각성을 기준으로 판단해서 HPV백신을 접종하기로 결정할 가능성이 있다고 생각합니다.

이 장에서는 자궁경부암의 예방 행동, 특히 HPV백신의 접종에 대한 어머니들의 의사 결정을 행동경제학적으로 검증했습니다. 앞으로 정부에서 백신 접종을 다시 권장하려고 할 때, 이런 인간의 의사 결정과 행동의 특성을 파악하고 그에 맞춘 대응 방법을 고안할 필요가 있습니다.

우에다 유타카, 야기 아사미, 키무라 타다시

제7장

어떻게 하면 유족의
후회를 줄일 수 있을까?

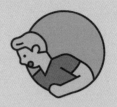

이 장의 포인트

○ 상황에 맞춰 의식적으로 참조점을 변화시키는 방법이 후회를 줄이는 데
  효과적이다.

○ 후회를 하게 하는 현재 편향이 자신에게 있음을 자각하고 커미트먼트를
  사용한다.

○ 후회하는 것을 너무 두려워하지 않는다.

1. 암 종말기에 선택한 치료에 대한 유족의 후회

유족A   가족들은 모두 연명치료를 원하지 않았어요. 하지만 치료를 그만두고 덜컥 돌아가시고 나니까 정말 이렇게 하는 게 맞았는지 잘 모르겠어요. 혹시 치료를 계속했으면 얼마라도 더 살 수 있었을까요? 본인은 치료를 계속하고 싶지는 않았을까요? 왜 좀 더 진심을 나누지 않았던 걸까요? 이런저런 후회가 드네요.

유족B   그때는 상황이 너무 다급하다 보니 따라가기에 급급해서 스스로 뭔가를 생각하기는 거의 불가능했어요. 옆에서 말하는 대로 휩쓸려 가는 거죠. 더 해 드렸어야 할 일들이 이제야 생각나네요. 가족으로서 나눴어야 할 얘기들, 해 줄 수 있었던 일들이 많았을 텐데. 이제 와서 생각해도 그게 너무 후회되네요.

유족C   치료를 중지하고 마지막으로 가족과 함께 시간을 보낼 수 있어서 정말 다행이었어요. 하지만 더 빨리 결단했더라면 집에서 편안히 머물 수 있지 않았을까, 여행도 함께 다녀올 수 있지 않았을까 하는 생각이 들어요. 말이 나왔을 때 바로 결정하지 않았던 걸 후회해요.

저자들은 호스피스·완화의료 병동에서 가족을 잃은 유족을 대상으로 인터뷰 조사[1]를 실시했습니다. 위의 예는 그 조사에서 유족들이 말하는 치료 선택에 대한 후회입니다. 암 종말기에서 어떤 치료를 할지 선택하는 건 환자만의 의지로 결정되는 경우가 드물며, 대개는 가족이 중심이 되어 의사 결정을 합니다.[2] 그렇기 때문에 치료를 중단·중지한다는 선택은 환자로 하여금 가족에게 버려진 느낌이나 무력감 같은 부정적인 감정을 느끼게 합니다.[3] 이 부정적인 감정은 의사 결정을 할 당시뿐만 아니라 사별한 후에도 후회로 남게 됩니다. 이 장에서는 유족의 후회라는 감정에 대한 몇 가지 연구 결과와 심리학, 그리고 행동경제학의 지식을 소개합니다. 이런 지식들은 인생의 큰 선택에 있어서 후회하지 않도록 하는 데 도움이 될 것입니다.

2. 인생에서의 선택과 후회

인생에서 중요한 선택일수록 후회하고 싶지 않기 때문에 우리는 '실패하지 않는 선택', '최선의 선택'을 하려고 애씁니다.[4] 하지만 아쉽게도 인생에서 중요한 선택을 하는 당시에는 무엇이 최선인지 불명확한 경우가 많습니다. 예를 들어 일본에서는 연애 결혼이 87%를 넘는데[5] 2015년 이혼 건수가 22만 6215 쌍이었습니다.[6] 다양한 이유가 있겠지만, '이 사람이 운명의 사람'이라면서 결혼을 결심했다 하더라도 몇 년 후에 그 생각이 그대로일지는 알 수 없습니다. 다니엘 길버트Daniel Gilbert의 심리학 연구 결과 역시 이를 뒷받침하고 있습니다. '앞으로 10년 동안 생길 자신의 변화에 대한 예측'과 '지난 10년간 자신의 실제 변화'를 비교하면, 시기에 관계없이 예측은 실제 변화에 크게 못 미친다고 합니다.[7] 우리의 삶에서는 예측한 것보다 더 큰 변화가 일어나기 때문입니다. 사람은 현재를 과대평가하는 탓에 결국 미래를 정확히 예측하고 선택하기 어렵습니다. 그래서 많은 사람들이 인생의 중요한 선택에 있어서 신중을 기하는데도, 인생에는 늘 후회가 따라다닙니다.

그러나 비록 과거에 자신이 한 선택을 후회하는 경우라도, 그 후회를 만회할 수 있습니다. 100세가 넘어서도 호스피스 임상을 계속하고 있는 히노하라 시게아키 씨는 그의 저서에서 "언제까지 살 수 있을지 알 수는 없지만, 실패와 후회밖에 없는 인생일수록 장수한다고 생각합니다. 장수하면서 남은 삶 동안 그 실패와 후회를 만회하고 싶기 때문입니다."라고 말했습니다.[8] 로즈 연구팀이 대학생을 대상으로 한 심리학 연구[9]에서는 다양한 부정적인 감정(예를 들어 분노, 불안, 무료함, 공포, 죄책감 등) 중에서 후회는 가장 긍정적인 기능을 가진 것으로 평가되었습니다. 후회는 하고 있지만 그 이후로는 실패하지 않기 위해 행동을 개선하거나 일을 착수할 때 통찰력이 높아지는 등, 후회는 사람들이 미래에 더 잘해 나갈 수 있도록 도와줍니다.

다만 이런 상황은 자신의 후회를 만회할 시간이 남아 있는 사람에게만 해당하는 일입니다. 인생의 마지막을 매듭짓는 시기의 선택이라면 후회하더라도 이를 만회할 시간이 남아 있지 않습니다. 그때까지 사랑하는 사람들에 둘러싸여 충실한 인생을 보내고 있었겠지만, 결국 마지막에는 후회를 남기는 인생이 될 수도 있습니다. 예를 들어 자신의 삶뿐만 아니라 소중한 가족의 삶에 있어서도 결정적인 선택이었다면 어떻게 해야 할까요? 지금까지의 연구에서 암 환자의 가족이 하는 후회는 단기적으로는 신체적·정신적 삶의 질QOL, quality of life[10]과 정신적으로 건강하지 않은 상태[11]에 영향을 미칠 뿐만 아니라 장기적으로 심리적 평안well-being을 누릴 수 있을지를 가늠할 수 있게 해 준다고 합니다.[12] 즉, 만회하지 못한 후회는 당시의 심리 상태를 반영하며 장기적으로 심리 상태를 예측하는 하나의 지표라고 말할 수 있습니다. 사랑하는 가족의 삶을 마무리하는 선택에 맞닥뜨린 유족이 앞으로 변경할 수도 없고 다음에 더 잘 할 기회도 없는 후회를 떠안게 된다면 얼마나 괴롭고 처량한 마음일까요? 본인과 가족을 위해서 인생의 마무리에 관한 의사 결정을 지원하는 일은 굉장히 중요합니다.

3. 후회의 내용

그러면 이 장의 시작 부분에서 소개한 유족의 이야기로 되돌아가서, 암 종말기에 선택한 치료에 대해 유족이 하는 후회를 행동경제학적 지식을 통해 이해해 봅시다. 사례로 소개한 유족의 발언들은 서로 비슷해 보이지만 내용과 발생 구조로 살펴본다면 서로 다른 종류의 후회입니다.

우선, 무엇에 대한 후회인지 정리하면 다음과 같습니다.

A. 치료를 중단하는 선택에 대한 후회[선택 결과에 대한 후회]
B. 어떤 치료를 할지 선택하지 않은 것에 대한 후회[선택지에 대한 후회]
C. 보다 빨리 선택하지 않은 것에 대한 후회[선택 과정에 대한 후회]

코놀리Connolly 연구팀에 따르면, 암에 관련된 의사 결정에서 후회의 대상은 3가지로 나눌 수 있습니다.[13] 그것은 선택 결과에 대한 후회, 선택지에 대한 후회, 선택 과정에 대한 후회입니다. 유족 A의 후회는 '치료를 그만둔 것이 정말 옳았을까?'라는 선택 결과에 대한 후회이고, 유족 B의 후회는 다른 선택지를 생각하지 못한 것에 대한 선택지의 후회, 유족 C의 후회는 선택의 시기 및 의료진과의 의사소통에 관계되는 선택 과정에 대한 후회라고 말할 수 있습니다. 의사 결정에 임박한 당시에는 '치료를 계속할까?', '치료를 그만둘까?'라는 선택 결과에 집중하는 경우가 많지만, 실제로 시간이 흐른 뒤에 유족의 후회 대상을 정리해 보면 선택 결과뿐만 아니라 더 나은 다른 선택지가 있었을 가능성, 더 나은 선택 과정을 취했을 가능성 등, 다양한 후회가 있다고 합니다.[14]

4. 후회 감정과 심리적 회계

지금까지 후회라는 감정은 주로 심리학[15]과 경제학[16] 분야에서 연구·발전되어 왔습니다. 그 분야에서 후회는 자신이 선택하지 않은 행동 쪽이 더 좋은 결과를 가져왔을 거라고 느끼는 경우에 발생하는, 고통을 동반한 인지적 감정이라고 정의합니다.[17] '더 잘할 수 있었을 것이라는 감정, 바닥으로 추락하는 느낌, 저지른 실수와 잃어버린 기회에 대한 반추, 자신을 책망하는 기분, 실패를 만회하고 없었던 일로 하고 싶으며, 한 번 더 기회가 있었으면 하는 바람이 뒤따른다.'고 설명합니다.[18] 다시 말하면 '지금의 현실'과는 다른 '가상의 현재'를 쉽게 떠올릴 수 있고 그 차이를 손실이라고 평가할 때 생기는, 고통을 동반한 감정이 후회입니다. 결국 후회가 생길지 여부에는 가상의 현재를 얼마나 쉽게 그리고 많이 상상하는가, 얼마나 큰 차이를 느끼고 그 차이가 어느 정도의 손실이라고 평가하는가라는 인지적 과정과 관계됩니다.

행동경제학 분야에서는 후회와 납득을 '심리적 회계'로 설명합니다.[19] 심리적 회계는 탈러에 의해 제창된 개념으로, '사람은 같은 돈이라도 입수한 방법과 용도에 따라, 때로는 무의식적으로 중요도를 분류하고 다르게 취급한다.'로 정의됩니다.[20] 어렵게 시간을 들여 번 돈은 신중하고 소중하게 쓰지만 쉽게 손에 들어온 돈은 호쾌하게 오락에 쓰는 경향이 대표적인 예입니다. 이런 마음의 움직임은 금전뿐만 아니라 자신의 선택에 대한 평가에도 응용할 수 있습니다. 생각해 보면 우리는 항상 감정적인 요소를 정산하고 수지를 계산해서 행동이나 선택을 할지 말지, 미룰지를 결정합니다. 다이어트를 해 본 사람이라면 달달한 음식이 너무 먹고 싶어서 '오늘은 음식 조절을 열심히 했으니까.'라며 특별히 디저트를 주문했던 경험이 한 번쯤 있을 겁니다. 음식의 칼로리는 똑같은데도, 그 행동에 대한 감정이 디저트를 주문하는 결정뿐만 아니라 그로 인한 후회 여부에도 큰 영향을 미칩니다.

5. 후회 감정과 참조점

후회라는 감정을 생각할 때 또 다른 중요한 관점이 참조점입니다. 지금까지의 심리학 연구에서 후회를 강화하는 요인으로 '평소와는 다른 행동을 취한 경우'[21]와 '합리적인 선택을 하지 않은 경우'를 들고 있습니다.[22] 예를 들어, 강수 확률이 40%라면 항상 우산을 가지고 집을 나서지만 그날따라 우연히 우산을 잊어버리고 외출한 사람과 항상 우산 없이 외출하는 사람이 똑같이 돌아오는 길에 비가 쏟아져 곤란해진 상황을 생각해 봅시다. 이 두 사람 중에서 자신의 선택을 더 깊이 후회하는 사람은 누구일까요? '왜 오늘따라 우산을 놓고 나갔을까?', '왜 앱으로 날씨를 확인하지 않았을까?'라며 여러 가지 이유로 후회할 사람은 아마도 전자일 것입니다. 우산 없이 곤란한 상황을 만난 것은 두 사람 모두 동일하지만 '만약 ~했더라면' 혹은 '만약 ~하지 않았더라면'이라고 현실에서는 하지 않았던 행동을 상상하기 쉬울수록 더 깊이 후회합니다. 이때 이 '만약 ~'이라고 하는 가정을 쉽게 하도록 하는 주된 요소가 참조점입니다. 항상 해 왔던 선택을 하지 않았다가 하필 원하지 않는 결과가 나왔다면 그 사람은 쉽게 가정하게 되므로 더 많이 후회하게 됩니다. 강수 확률이 40%라면 항상 우산을 가지고 나가는 사람이 우연히 우산 없이 외출한 경우에는 우산을 가지고 나간 상황을 '보통'이라고 상상할 수 있습니다. 반대로, 항상 우산을 가지고 나가지 않는 사람이 언제나처럼 우산 없이 외출한 경우에는 비록 쏟아지는 비를 만났다고 해도 운이 나빴을 뿐 어쩔 수 없는 일이라며 쉽게 납득합니다.

참조점이라는 관점에서 생각하면, 했던 것에 대한 후회와 하지 않았던 것에 대한 후회의 차이도 쉽게 이해할 수 있습니다. 후회에 관한 유명한 격언으로 "어차피 후회할 거라면 하지 않고서 후회하기보다는 하고 난 다음 후회하는 편이 낫다."는 말이 있습니다. 심리학 연구 결과에서도 삶을 되돌아봤을 때 어떤 행위를 했던 것보다 하지 않았던 것에 대한 후회가 압도적으로 많았습니다. 했던 것에 대한 후회는 시간이 지나면서 쉽게 사라지지만, 하지 않았던 것에 대한 후회는 시간이 지나도 사라지지 않을 뿐만 아니라 오히려 더 강해지는 경향이 있다고 합니다. 그 이유 중 하나는 행위에는 결과가 따르기 때문에 후회를 하지 않으려는 방향으로 생각하기 쉽고 적극적으로 심리적인 대처를 할 수 있다는 점입니다. 그와 달리 행위를 하지 않았다면 결과도 없기 때문에 의사 결정 당시에는 인식하기가 어렵고, 시간이 지나서 문제가 더 심각해진 다음에야 그때 더 나은 선택을 했었더라면 하고 일이 다 끝난 뒤의 가정을 다양하게 떠올리기 쉽습니다. 그 결과, 현재의 불만과 콤플렉스의 원인이 모두 그 선택 때문인 것처럼 후회를 더욱 강화합니다.[23] 호스피스에서 가족을 잃은 유족을 대상으로 투병 과정에 관계된 후회를 조사하고, 그 후회를 행위 후회와 비행위 후회로 분류해서 비교해 보았습니다. 그랬더니 행위 후회에 비해 비행위 후회를 꼽았던 유족이 4배 정도 더 많은 것으로 나타났습니다.[24] 회상이라고 하는 인지적 활동에서 시간이 지나도 해소하기 어려운 것은 '하지 않았던 후회'입니다. 하지 않았던 후회를 한 유족은 후회가 없는 유족에 비해 정신적으로 건강하지 못하며 더욱 크게 슬퍼한다고 알려져 있습니다.

이 '하지 않았다.'라는 인식을 만드는 데 참조점이 크게 영향을 줍니다. 행동하는 것이 참조점인데 만약 행동을 하지 않았을 경우, 행동할 수 있었을지도 모른다는 생각이 끊임없이 떠오르게 됩니다. 시작 부분에서 소개한 유족 B의 경우, 참조점이 '의료진 이상으로 환자를 이해할 수 있는 사람은 가족이고, 가족으로서 할 수 있는 일은 앞장서서 최대한 해야 한다.'이므로, 당시에 시시각각 바뀌는 상황에서 충분히 대처하지 못했다는 생각이 들면서 '내가 지금처럼 침착했더라면 해 줄 수 있는 일이 많았을 텐데.'라는 후회를 경험하고 있습니다.

만약 참조점이 '의료에 대해 자세히는 잘 모르지만, 가족으로서 할 수 있는 일은 포기하지 않고 대응해서 마지막까지 곁을 지키는 것이다.'라면, 후회가 적었을지도 모릅니다. 참조점은 지금까지 가족의 역사와 경험, 그때의 상황, 입수한 정보 등 다양한 요인에 영향을 받습니다. 행동은 쉽게 드러나기 때문에 확실히 심리적으로 대처하기 쉬운 측면이 있습니다. 하지만 경우에 따라서는 행동을 하지 않는 것이 참조점이 되기도 한다는 점을 주의해야 합니다.

6. 후회 감정과 현재 편향

후회를 이해하는 데 있어서 또 다른 중요한 관점이 현재 편향입니다(제2장 참조). 여름방학이 되기 전에는 숙제를 빨리 하겠다고 참을성 있게 계획을 세우지만, 실제 여름방학이 되어 숙제가 현재의 문제로 변하면 숙제를 미룬 경험이 한 번쯤 있을 겁니다. 나중에 하는 선택일 경우에는 장기적인 관점에서 미래를 중시하는 계획을 세울 수 있지만, 지금 해야 하는 선택이라면 현재를 중시해서 그만 눈앞의 유혹에 넘어가고 맙니다.[25] 흐르는 시간 속에서 살아가는 우리에게 시간에 따른 선택은 언제나 직면할 수밖에 없는 문제입니다. '앞으로 한 달' 뒤의 이야기는 한 달이 지나면 '눈앞의' 이야기로, 선택이 임박한 문제가 됩니다. 누구나 현재 편향을 가지고 있기는 하지만, 유혹에 약하고 미루는 경향이 강한 사람이 있는가 하면, 편향이 있어도 그 대책을 실행할 수 있을 만큼 자기 통제가 가능한 사람도 있습니다. 미루는 경향이 강한 사람은 장기적인 이익을 달성하기 위한 대책을 세웠다고 해도 실제로 실현하지는 못하기 때문에, 이러지 말았어야 했다며 쉽게 후회합니다. 그 때문에 심각한 후회를 하고 싶지 않은 선택일수록 선택 자체를 미루다가 결국에는 더 큰 후회를 경험하기도 합니다.

현재는 언젠가 과거가 됩니다. 누구나 알고 있는 사실이지만, 때로 우리는 현재의 관점에서 과거를 평가합니다. 심리학자 다니엘 길버트가 보여 준 것처럼, 현재는 확고해서 일반적으로 중요하다고 판단하기 때문에 그 편향을 알아채기 어렵습니다. 과거에 선택했을 시점에는 예상하지 못했던 사실을 현재에는 파악할 수 있는데, 그 현재의 관점으로 과거를 회상하기 때문에 '역시 그럴 줄 알았다!', '사실은 그렇게 생각하고 있었는데!' 라고 느끼게 됩니다. 이 현상을 사후과잉확신 편향hindsight bias이라고 부릅니다.[26] 실제로 일이 일어났다는 사실로부터 그 일을 예측할 수 있었다고 생각하면서 현재의 기준을 바탕으로 당시의 선택 기준을 더 높입니다. 그리고 모든 부정적인 사건은 과거의 어떤 행동의 결과라고 해석하게 되면서 결국에는 수많은 후회가 생겨납니다.

7. 가족이 경험하는 암 종말기 선택의 특수성

지금까지 심리적 회계, 참조점, 현재 편향이라고 하는 행동
경제학적인 개념을 통해 후회라는 감정을 더 깊이 이해할 수 있
었습니다. 한 걸음 더 나아가서 유족의 후회를 이해하기 위해서
는 암 종말기의 선택에서 가족이라서 경험하는 특수성을 알아
둘 필요가 있습니다.

의료 종사자나 암 환자를 간호했던 경험이 있는 가족을 제외
한다면, 대부분의 사람들에게 암 종말기의 여러 가지 선택은 처
음 경험하는 일입니다. 내용을 깊이 이해한 후에 선택하기보다
는 겨우 상황을 파악하는 정도에서 제대로 이해하지 못한 채 선
택을 하는 경우가 많습니다. 게다가 환자의 상태 변화와 치료 환
경의 변화는 예측하기 어려운데다 가족이라면 갖게 되는 기적
을 믿는 마음과 기대까지 더해지면서 상황을 정확하게 파악하
기는 굉장히 어렵습니다. 처음 겪는 상황이라 실제로 경험을 한
뒤에야 깨닫게 되는 경우도 적지 않습니다. 그러나 그때는 선택
을 바꾸기가 어렵거나 이미 환자가 사망한 경우도 있습니다.

또한 다른 사람의 인생을 결정짓는 선택에 주체적으로 참여
하지 않으면 안 된다는 점 역시 스트레스의 요인이 되며 판단에
영향을 줍니다. 대부분의 경우 가족의 참조점은 환자의 건강이
회복되는 것입니다. 만약 그것이 불가능하다면 그다음의 참조

점은 환자의 생존이 됩니다. 가족들은 그렇게 하기 위해 무엇을 해야 하는지 혹은 무엇을 할 수 있는지부터 시작합니다. 병세가 진행됨에 따라 참조점은 어쩔 수 없이 바뀌어야 하는데, 참조점의 변경은 병세의 악화와 죽음을 수용한다는 의미이기 때문에 이때 고통이 따르는 경우가 많습니다. 이처럼 참조점의 변경을 순순히 받아들일 수 없어서 건강할 때의 참조점에 얽매이거나 (유족 A), 별로 생각하지 않고 참조점에서 벗어나는 선택을 하거나(유족 B), 환자의 사후에 참조점이 높아지는(유족 C), 참조점의 추이에 얽힌 후회를 경험하게 됩니다.

8. 후회를 줄이기 위한 단서

이상의 내용을 고려하면 암 종말기의 의료에서 가족이 직면하는 후회에는 3가지 중요한 점이 있습니다.

첫째, 후회를 줄이는 데는 의식적으로 참조점을 상황에 맞게 바꾸는 것이 효과적입니다. 사랑하는 사람이 죽는다는 슬픈 일을 앞두게 되면, 우리는 '계속 인생을 함께하고 싶었다.', '어떻게 하면 좀 더 오래 함께할 수 있을까?', '할 수 있는 일은 더 이상 없었던 걸까?' 하고 생각하는 경향이 있습니다. 그러나 사랑하는 가족이 되돌아올 수 없는 현실에서 죽음을 받아들이지 않고 선택하지 않았던 다른 선택지를 찾는다는 생각은 긍정적인 결과를 만들어 내기 어렵습니다. 기존의 참조점에 집착하기보다는 의식적으로 상황에 맞춰 참조점을 설정하고, 무엇을 위한 선택인지를 공유한 후 선택해 나가면 후회를 줄일 수 있습니다. 특히 분명한 이익이 있는 선택지라면 빨리 결정을 해야 후회가 줄어듭니다. 의료진은 신속하게 정보를 제공해서 환자와 가족의 참조점이 원활하게 변경될 수 있도록 하고, 때로는 최악을 상정한 참조점으로 조정해 나가는 것이 후회를 줄이는 데 중요하다고 생각합니다.

둘째, 자신에게 현재 편향의 경향이 있다는 사실을 알아야 합니다. 앞에서 말한 것처럼 우리는 많든 적든 간에 항상 현재 시점의 만족도를 중시하는 경향이 있습니다. 미래의 이익보다는 언제나 현재의 이익을 중시하고 있음을 알아야 합니다. 현재의 자신이 예상하는 미래의 자신과 진짜 미래 시점의 자신은 서로 생각이 다를 수 있습니다. 다시 말하면 과거의 자신과 미래의 자신은 현재의 자신과 다른 사람이라고 파악해야 합니다. 후회는 없다고 단언했던 유족의 말에도 이런 본질이 내재되어 있습니다. "지금이라면 어떻게 했을지 모르겠습니다만, 그때 그 상황에서는 가족 전체가 최선이라고 믿고 한 선택이기 때문에 후회는 없습니다."

시간이 지나 상황이 안정되고 지식을 갖게 된 현재의 자신과 과거의 자신은 당연히 보이는 세계와 평가의 기준이 다릅니다. 따라서 어떤 결정을 할 때는 언제나 현재와 미래의 시점에서 장기적인 이익을 확보할 수 있는 선택을 한다고 생각해야 합니다. 인생에서 중요한 계획을 할 때는, 먼저 누구에게나 일을 실행하기 직전에 눈앞의 이익을 선택하고 마는 경향이 있다는 점을 이해하고 나서 실행 가능한 계획을 생각해야 합니다. 다시 말하면 항상 일종의 커미트먼트를 이용하는 것입니다. 그때그때의 단기적인 감각에 따른 행동과 비교한다면, 장기적인 시점에서 한 선택은 큰 이익을 확보할 수 있는 경우가 많습니다. 눈앞에 있는 선택지의 장단점 사이에서 적당히 균형을 맞춘 조건에 현혹되기보다는, 먼저 장기적인 목표를 설정한 후에 단기적인 선택의 의미를 생각해서 의사 결정을 한다면 시간할인율이 주는 강력한 현재의 유혹에 빠지지 않고 장기적인 이익을 확보할 수 있는 선택이 가능하리라 생각합니다.[27]

셋째, 후회를 너무 두려워하지 않아도 됩니다. 사람은 원래 자신의 감정을 정확하게 예측하기 어렵다고 합니다. 후회라는 감정 역시 마찬가지입니다. 결정하기 전에는 극단적으로 후회를 두려워하지만, 실제로 경험하고 나면 생각보다 나쁘지 않았다거나 의외로 소득이 있었다고 하는 사람이 적지 않습니다.[28] 후회를 두려워해서 극단적으로 리스크를 회피하는 선택을 하거나 신중함이 지나쳐서 결정의 적기를 놓치는 쪽이 오히려 훗날 후회를 불러일으킬 가능성이 높습니다.

후회는 부정적인 감정 중에서 가장 자주 경험하는 감정이라고 할 수 있습니다. 행동경제학의 몇 가지 사고방식을 이해한 후에 하루하루 자신이 하고 있는 후회의 유형을 알고 그에 맞는 대책을 실천하는 일은 중요합니다. 불가피하게 장기적인 결과를 초래하는 중요한 선택을 해야 하는 상황에서 빛을 발하는 훌륭한 대비책이 될 것이기 때문입니다.

시오자키 마리코

제8장

어떻게 하면
노인 환자의 의사 결정을
도울 수 있을까?

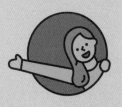

이 장의 포인트

○ 노인과 젊은이는 의사 결정에 이르는 전략이 다르다.

○ 노인은 경험에 비춰 '이렇겠지.'라고 추측하면서 결론을 내리는 경향이
   있기 때문에 결정에 편향이 생기기 쉽다.

○ 노인의 의사 결정을 도울 때는 편향의 영향을 받기 쉽다는 점을 감안한
   설명과 선택지를 제시할 필요가 있다.

1. 노인 의료의 특수성

담당 의사   지난번 진료 이후 일주일 지났네요. 설명드린 복부의 암에 어떤 치료를 할지 가족들과 상의해 보셨습니까?

환자   아니요. 나이가 나이인지라 힘든 치료는 받기 싫은데, 딸은 뭐라도 하라는 말만 하고……. 잘 모르겠네요, 어떻게 하면 좋을지. 선생님이 정해 주실 수 없을까요?

담당 의사   안 됩니다. 환자분의 몸이니까 직접 결정하셔야죠.

환자   그렇게 말씀하셔도……. 결정을 못하겠어요…….

환자의 아내   딸은 힘내라고 말은 하지만, 입원하거나 매일 통원하는 것도 사실 힘들어요. 이웃집 양반도 지난해 암으로 수술을 받았는데 퇴원한 뒤로는 걷지도 못하고 있거든요. 부인분이 지쳐서 너무 힘들다 그러더라고요. 저도 정말 어떻게 해야 할지…….

(담당 의사와 간호사, 서로 얼굴을 마주 본다.)

위의 상황은 암 전문 시설에서의 한 장면입니다. 의학의 발달과 함께 젊은이가 병원에서 진료를 받는 일은 줄어드는 한편, 노인이 진료를 받는 모습은 일반화되었습니다.

노인은 노화함에 따라 신체 기능이 떨어지기 때문에 이동하거나 음식을 하는 등 생활을 할 때 주변에서 도와주어야 하는 경우가 많습니다. 그러다 보니 오랫동안 살면서 정든 집을 떠나 돌봄지원이 되는 시설에 입소하거나 자식과 집을 합쳐서 함께 살기도 합니다. 이처럼 노인에게는 변화된 신체 기능에 맞추기 위해 큰 결정을 해야만 하는 경우가 생깁니다.

신체 기능이 떨어지면 여러 질병에 걸릴 확률이 높아집니다. 고혈압으로 혈압약을 처방받는 등 진료받을 일도 늘어납니다. 암이나 심근경색처럼 생명과 관련된 심각한 질병에 걸리는 경우도 많습니다. 그런 상황이 되면 치료를 받을지 말지, 받는다고 한다면 어떤 치료 방법을 선택할지, 스스로 생각해서 결정하지 않으면 안 됩니다. 어떤 병은 자신의 남은 수명을 고려해서 결정해야 합니다. 병이 진행되면서 의식장애가 생겨 치료를 받을지 여부를 스스로 결정할 수 없는 상태가 찾아올지도 모릅니다. 경우에 따라서는 의식을 잃을 수도 있기 때문에 연명치료를 받을지 말지를 가족과 의료진이 상의해서 미리 결정해 둬야 할 수도 있습니다.

하지만 암과 같은 병에 걸렸을 때 노인 스스로 치료 방침을 결정하지 못할 때가 많습니다. 처음 겪는 일이라 무엇을 어떻게 해야 할지 실마리를 잡기도 힘든 것이 당연할 겁니다. 치료를 비교해 보라는 얘기를 들어도 무엇을 비교해야 하는지 모릅니다. 인터넷을 검색해 보면 블로그에 각자의 경험을 써 놓은 사람이 많이 있지만, 노인은 그 내용이 자신에게 해당하는지 아닌지도 알지 못합니다. 상황이 이렇다 보니 노인들이 도무지 알 수가 없다고 말하는 것은 당연한 일입니다. 그러므로 '환자의 뜻에 따른 치료'를 실현하고 환자에게 적절한 사전동의를 받기 위해서는 적절한 의사 결정 지원 방법이 필요합니다.

만약 치매까지 걸린다면 문제는 더욱 심각해집니다. 치매는 새로운 일을 기억하지 못하게 되는 기억장애와 함께 비교·판단하는 능력도 떨어진 상태입니다. 그래서 치매에 걸리면 치료 방법을 선택해야 할 때가 닥쳐도 어떤 점을 고려해서 비교해야 할지, 이 선택지를 고르면 그 후에는 어떻게 되는지와 같은 종합적인 판단은 물론, 앞으로의 전망도 하기 힘들어지는 등 의사 결정 능력 자체가 떨어지게 됩니다. 그 결과 중요한 선택을 해야 하는 상황에서 결정을 잘하지 못하거나 상상하지도 못한 사기에 쉽게 당하는 일도 생길 수 있습니다.

의료에 응용되는 행동경제학의 개념은 예방 행동처럼 주로 공중위생 부문에 활용될 때가 많지만, 일상 진료에서도 그 견해를 응용할 수 있습니다. 여기에서는 노인 진료의 지원을 중심으로 고찰해 보고자 합니다.

2. 일본의 노인 환자 현황

초고령 사회를 맞이한 일본에서는 65세 이상의 인구가
3459만 명(총인구 대비 27.3%), 75세 이상인 인구가 1685만 명
(총인구 대비 13.5%, 2016년 10월 1일 현재, 총무성 조사)을 기록했습
니다. 앞으로 베이비붐 세대가 후기 고령자가 되는 2025년이
되면 도시를 중심으로 노인 인구가 1.5~2배 정도 급증할 것으
로 예상됩니다.

노인의 증가에 따라 질병 구조 역시 감염 등의 급성질환에서
당뇨병처럼 노화에 관련된 노인의 만성질환 중심으로 변했습
니다. 예를 들어 일본의 대표적인 질환인 암을 생각해 봅시다.
암은 일본인 2명 중 1명에게 발병하고, 3명 중 1명이 사망하는
대표적인 국민병입니다. 암이라고 하면 한창 일할 사람이 병에
걸려서 어쩔 수 없이 일을 그만두고 치료를 받는 이미지가 강합
니다. 그러나 암의 본질은 유전자 변이이기 때문에 노화와 밀접
한 관계가 있습니다. 2015~2019년에 상정한 일본의 암 발병
자 수에서는 남성의 80%, 여성의 70%가 65세 이상의 노인입
니다.[1] 앞으로 암 발병자는 증가할 것이고, 그 중심이 노인이라
는 점을 고려한다면 암 의료는 노인 의료이기도 하다는 사실이
분명합니다.

노인 인구가 증가함에 따라 노인 단독 세대가 늘어난다는 점
도 문제가 됩니다. 자식과 함께 살지 않는 노인 부부 세대와 노
인 단독 세대가 주를 이룹니다. 그러다 보니 암 환자를 간병하

던 사람이 암에 걸리는 경우도 생깁니다. 그때는 간병을 받던 암 환자에 대한 지원을 상황에 맞춰 조정해야 합니다.

3. 인지 기능 저하에 관련된 과제

치매를 드문 질병이라거나 남의 일이라고 생각하는 사람이 많습니다. 그러나 일본의 경우, 65세 이상 인구의 15%가 치매 환자입니다. 뿐만 아니라 거의 비슷한 수의 인구가 치매 예비군 (경도 인지 기능 장애)으로 추정됩니다.[2] 앞으로 일본인 5명 중 1명이 치매 환자라는 예측을 감안한다면 치매가 결코 드문 장애가 아니라는 사실을 알 수 있을 것입니다.

치매는 노인의 질병 치료에 다양한 장애를 초래합니다. 치료에 대해서는,

① 치료를 스스로 결정하기 어려워진다(의사 결정 능력의 저하).
② 때맞춰 약을 복용하거나 필요한 처치를 스스로 하기 어려워진다.
③ 열이 난다거나 수분을 섭취하지 않았을 때처럼 긴급한 진료가 필요한 상황을 이해하고 임기응변의 판단을 제대로 하지 못한다.

등의 문제가 생깁니다.

4. 노인은 어떻게 자신의 치료를 결정하는가?

그러면 노인은 무슨 치료를 받을지 어떻게 결정할까요? 젊은이와 노인이 치료를 결정하는 방식을 비교해 보면, 노인의 결정 방법에는 정보 수집, 건강 문제의 이해, 계획 수립과 옵션 선택, 의사 결정의 스타일 등 각각에서 특징이 있다고 합니다.

① 정보 수집

노인을 포함한 많은 환자는 치료에 관련된 정보를 인터넷으로 검색하는 경우가 많습니다. 미국에서는 75~80%의 이용자가 건강에 관한 정보를 인터넷을 통해 검색합니다.[3] 65세 이상 성인의 약 20%가 인터넷을 이용하고 있으며, 그중 80%가 건강 관련 정보를 검색하고 있습니다. 또한 노인의 3분의 1이 치료를 받을지 말지를 판단할 때 인터넷상의 정보에 큰 영향을 받는다고 합니다.[4] 일본 노인의 의료 활용 능력에 대한 자료는 많지 않지만, 대략 미국과 비슷한 상황이라고 추측됩니다. 단적으로 말하면 인터넷상의 건강 정보는 건강에 관련된 결정을 할 때 중요한 자문 위치를 차지한다고 말할 수 있습니다.

하지만 정보를 검색하는 작업에는 몇 가지 어려운 과제가 있습니다. 인터넷에서 올바른 정보를 얻으려면 알맞은 검색어를 선택해야 하고, 얻은 결과가 적절한지 판단한 후에 다시 검색어를 수정해서 더 알맞은 결과를 선택하는 방식으로 진행해 나가야 합니다. 해석도 필요하고 적절한 링크를 선택할 수도 있어야 합니다. 이런 검색 과정을 제대로 진행하려면 검색에 필요한 지식을 갖추고 있어야 하는데, 이때는 의료에 관한 지식과 인터넷에 대한 지식 두 가지 모두 중요합니다.

② 건강 문제의 이해

일단 정보를 얻으면 환자는 문제에 초점을 맞추어 상황을 파악하려고 합니다. 이러한 파악 방법은 환자가 자신의 질병을 어떻게 인식하고 있는지에 달려 있습니다. 그 문제와 상황을 보다 정확하게 인식하고 있다면, 치료가 원활하게 진행됩니다(지도 준수adherence의 향상).

그러나 의료에 대한 정보를 망라해서 이해하기는 굉장히 어렵습니다. 치료에 관련된 정보를 자세하게 숙지하려고 하면 정보 처리에 부담이 생깁니다. 익숙하지 않은 개념과 체계적으로 정리되지 않은 정보를 따라가는 일은 보통의 노인에게는 부담이 되기 쉽습니다. 특히 치료 및 관리 계획을 세우려면 각각의 치료 선택지에 따르는 리스크와 이익에 관한 방대한 정보를 이해해야만 합니다. 생존율과 사망률 등이 복잡한 수식으로 써진 경우도 많기 때문에 노인들이 이해·파악하기는 굉장히 힘듭니다.[5]

따라서 노인에게 치료에 관련된 정보를 제공할 때는 미리 항목별로 분류된 지식을 제공해 상황을 체계적으로 이해할 수 있도록 해야 합니다. 예를 들어 숙련된 조종사는 비행에 관련된 문제가 발생한 시나리오를 해석할 때 문제에 가장 직결되는 정

보에 초점을 맞춥니다.[6]

③ 계획 수립과 옵션 선택

치료에 관련된 문제를 파악한 다음에는 구체적인 선택지를 비교해 봐야 합니다. 치료와 관리의 결정은 사실 선택지를 결정하는 작업의 연속입니다. 결정하는 일에 익숙한 문화를 가진 미국에서도 노인의 70%가 의료 절차를 어려워한다는 보고가 있습니다.

치료에 관한 문제와 매일의 선택에서 노인이 원하는 선택지의 개수는 보통 젊은이가 원하는 개수의 대략 절반 정도입니다.[7] 노인에게는 약물의 선택과 의사, 병원의 선택지가 평균적으로 4개를 넘지 않는 것이 이상적입니다. 특히 여러 영역에 걸쳐서 비교와 판단을 해야 하는 선택은 기억 능력에 부담이 되기 때문에 정보 처리에 더욱 큰 부담으로 작용합니다.

④ 의사 결정 스타일

크게 보면 치료에 관련된 정보를 이해하고 치료를 결정해 나가는 힘(의사 결정 능력)은 나이에 따른 정보 처리 능력과 나이가 들면서 얻게 되는 지식 및 감정 사이의 균형에 달려 있습니다. 심리학자 시노트Jan Sinnott는 연령에 따른 의사 결정 스타일을 두 가지 유형으로 정리해 비교했습니다.[8]

젊은이는 정보를 수집해서 체계적으로 정리해 나가는 상향식 스타일을 취하는 경우가 많습니다. 이 전략은 정보의 수집·입력을 중심으로 진행하는 전략입니다. 이 스타일은 지식의 양은 적지만 정보의 수집·처리 능력에 여유가 있는 경우에 적합합니다.

한편, 노인은 '이렇겠지'라는 예측·기대에 따라 진행해 나가는 절차를 취하는 경향이 있습니다. 이 절차는 상황에 맞는 신뢰할 수 있는 지식을 이미 가지고 있어서, 정보 처리 능력에 부담이 되지 않는 경우에 적합합니다.

실제로 정보 처리 능력과 지식 습득 방식은 인터넷상의 의료 관련 정보를 검색하는 스타일에도 반영된다는 사실이 확인되었습니다. 노인은 젊은이들에 비해 검색에는 시간을 쓰지 않는 대신, 페이지를 읽는 데 시간을 보냅니다. 또한 같은 노인이라도 정보 처리 능력이 높은 노인일수록 보다 빠르고 광범위하게 검색합니다. 노인은 젊은이에 비해 동일한 카테고리에서 링크를 연속적으로 훑어보는 편입니다. 이 점에서도 노인은 정보를 검색하는 데 시간을 별로 쓰지 않고, 가지고 있는 정보를 통합하는 데 중점을 두는 하향식 전략을 취하는 경향이 분명하게 나타났습니다.

의사 결정 방법 역시 연령에 따라 달라집니다. 노인은 원래 가지고 있던 특성에 맞는 선택을 하는 경향이 있습니다. 그렇게 했을 때 정보 처리에 사용되는 자원이 적게 들기 때문입니다. 그러다 보니 노인은 최종적인 결정이라고 해도 젊은이에 비해 적은 정보만으로 결정을 하려는 경향이 있습니다.

이상을 정리하면,

① 노인은 젊은이에 비해 처리 능력(단기간에 많은 정보를 기억하는 동시에 여러 가지를 비교하는 일)에 여유가 없기 때문에 치료를 결정할 때 단순히 많이 나열된 정보는 이용하지 못할 때가 많습니다.

② 결정할 때는 '이렇겠지'라는 예측에 따라 정보를 수집·판단하는 하향식 전략을 취합니다.

행동경제학적으로 본다면, 처리 능력 면에서 효율적이면서 직관적으로 판단하는 휴리스틱스를 이용한다고 추측할 수 있습니다. 실제로 인지능력이 높은 사람보다는 낮은 사람이, 그리고 동일인이라도 시간제한이 없는 경우보다는 있는 경우에 휴리스틱스를 사용해서 의사 결정을 하는 경향이 있습니다.[9] 휴리스틱스는 의사 결정 비용을 절약할 수 있는 반면, 판단에 필요한 다양한 논리적 사고를 단순화시키는 측면이 있기 때문에 편향이 생길 리스크가 커집니다.

대표적인 휴리스틱스인 '재확인'과 '모방'을 검토해 봅시다.

'재확인'은 '기억하고 있는 것, 알고 있는 것에 떠밀리는 것'으로, 지금까지 경험한 방식을 그대로 계속하려는 방향으로 작동합니다. 진료 현장에서 항암제의 효과가 없는데도 불구하고, 왠지 모르게 계속해야 안심이 된다면서 치료를 연장하는 경우가 있습니다. 이것은 가용성 휴리스틱과 현상유지 편향이 생기기 쉬운 상황이 되었기 때문입니다.

'모방'은 '자신과 닮은 사람의 행동을 관찰해서 관련되는 정보를 얻는 것'을 가리킵니다. 이는 객관적인 의료 정보보다는 친한 사람의 경험에서 보고 들은 내용에 따라 치료를 결정하는 노인의 경향성과 일치합니다. 동조효과로 설명할 수 있습니다. 가까운 사람의 경험은 앞으로 자신에게 일어날 수 있는 문제를 생동감 있게 상상하는 데는 확실히 도움이 됩니다. 그러나 주변의 정보는 그만큼 한정된 상황의 정보이기 때문에 내용이 치우치기 쉽습니다.

5. 가족의 영향

본인의 의사 결정과 함께 노인 진료의 또 다른 특징은 가족이 동행한다는 점입니다. 암 치료를 받는다거나 받지 않는다는 문제는 본인의 생명은 물론, 가족의 생활에도 큰 영향을 미칩니다. 그 점에서 가족을 동반하는지 여부가 어떻게든 치료 방침에 영향을 줍니다.

예를 들어, 노인에게 전립선암이 많이 발병합니다. 똑같이 전립선암이라고 부르지만 생명에 영향을 미치는 리스크가 큰 경우부터 낮은 경우까지 범위가 넓습니다. 리스크가 낮은 전립선암인 경우에는 별다른 치료 없이 경과만 지켜보더라도 수명에 영향을 주지 않는다는 사실이 과학적으로 밝혀졌습니다. 그러나 진료 상황에서는 경과만 관찰하면 아무것도 하지 않는다고 생각해서 환자 측에서 그것을 견디지 못하고 치료를 원하는 경우도 종종 있습니다. 특히 배우자가 있는 환자들의 경우 치료를 선택할 때 배우자의 의향이 반영되는 경우가 많은 것으로 알려져 있습니다.[10] 환자 자신은 치료에 따른 부작용의 리스크를 싫어해서 경과 관찰을 하는 선택을 원할 수 있습니다. 한편 배우자는 부작용의 리스크보다는 만일의 사태가 발생할 가능성을 중시해서, 똑같이 리스크를 회피할 목적으로 적극적인 치료를 희망할 수 있습니다.

또한 의사와 환자가 치료를 할지 경과 관찰을 할지를 의논할 때, 부인이 함께 있으면 의사가 처음부터 경과 관찰 방안을 제시하지는 않는다고 합니다.[11] 의사가 먼저 제시하지 않는다면 환자 측의 편향이 상황에 영향을 미칠 가능성은 더욱 커집니다.

6. 노인이 하기 어려운 의사 결정_사전지시

노인 의료의 의사 결정 지원에서 특히 중요한 것이 종말기의 지원입니다.

종말기에는 환자에게 의식장애가 생기기 때문에 자신의 뜻을 표현하기 어려워집니다(수명이 며칠에서 몇 시간밖에 남지 않은 암 환자의 경우, 90%의 환자가 섬망이라고 하는 의식장애 상태가 됩니다. 옆에서 보면 꾸벅꾸벅 조는 시간이 늘어나고 현실과 꿈이 뒤섞인 듯한 얘기를 합니다. 그러나 많은 경우 환자와 가족 모두 이런 상황을 상상하지도 못합니다. 물론 TV 드라마의 임종 장면에서는 마지막에 인사를 하고 사망하곤 합니다. 이런 것으로 인해 가용성 휴리스틱이 발생하기도 합니다.). 따라서 입원을 하거나 치료가 어려워진 상황에서는 앞으로 자신이 의사 결정을 할 수 없게 될 때를 대비해서 미리 이렇게 해 달라고 사전지시advance directive를 할 필요가 있습니다(후생노동성의 조사에서는, 자신이 의사 결정을 할 수 없게 될 때를 대비해서 어떤 의료·요양을 받고 싶다거나 받고 싶지 않다고 기재한 서류를 미리 작성해 두는 조치에 대해 국민의 66%가 찬성했습니다.[12]).

의사 결정 지원에서 사전지시가 큰 관심을 받고 있는 이유는 3가지가 있습니다.

① 불안과 공포를 수반하는 불확실한 상황에 대해, 전혀 경험이 없는 상태에서 결정해야만 하는 사태를 어떻게 대응할 것인가?
② 미리 결정해 두는 것이 앞으로 하게 될 새로운 결정에 어떤 영향을 줄까(미리 결정하는 것이 앞으로 의사 결정 부담을 줄여 준다면 차근차근 생각해 나간다는 의미가 있습니다.)?
③ 정보 공유의 중요성.

물론 어떻게 될지 알 수도 없는데다 자신이 세상에서 없어질지도 모른다는 두려움에 가득 찬 미래를 상상하고 대비해서 지시하기는 쉬운 일이 아닙니다. 의사 결정에 익숙한 문화를 가진 미국에서도 사전지시를 작성하는 성인은 고작 30%에 불과합니다(일본에서는 약 8%[13]). 그리고 사전지시를 작성했다고 답한 사람이라도 대부분은 자신이 뭐라고 썼는지 기억하지 못하거나 잊고 있었습니다.[14]

사전지시를 작성할 때, 작성한 사람이 어떻게 미래를 짐작했는지 그 방법을 조사한 연구가 있습니다. 연구에서는 매일 일어날 수 있는 일과 비교해 특수한 사건을 얼마나 준비할 수 있었는지를 비교·검토해 보았습니다(예를 들면 새로운 곳을 방문하거나 감기에 걸리는 것과 같은 일반적인 경우부터 수입이 없어지거나 수명이 얼마 남지 않은 병에 걸려 적극적인 치료를 할지 말지 결정해야만 하는 경우까지). 조사 결과, 젊은이는 매일 일어날 수 있는 일에 대해서는 아주 자세한 부분까지 말하는 반면에, 삶을 마치는 상황에 대해서는 세세하게 이야기하지 못하는 경향을 보였습니다. 연구 결과는 사전지시처럼 생명에 관계되는 문제를 생각할 때는 인생의 경험을 쌓는 일이 중요하며, 단순히 보고 듣는 것만으로 그 상황의 특이한 세부 사항까지는 알 수 없다는 사실을 보여줍니다.

덧붙여 사전지시처럼 치료를 받을지 여부와 관계되는 의사 결정에서는 의료진과 환자 모두가 참여하는 공유의사결정이 중요합니다. 그러나 현실에서는 병이 진행되면 환자는 스스로 결정하지 않으려고 하는 경향이 있다고 합니다. 전립선암에 걸린 남성(평균 연령 69세)은 처음 진단을 받은 당시에는 비뇨기과 전문의와 협력해 치료 방침 결정에 적극적으로 참여하지만, 그 후에 종양표지자tumor marker(암 세포에 의해 특이하게 생성돼 암의 진단이나 병의 경과 관찰에 지표가 되는 물질)가 상승하면 담당 의사에게 결정을 맡기는 경향이 있었습니다.[15] 이런 상황에서 이루어지는 결정에는 세상에 알려진 정보와 해석이 크게 영향을 미칩니다

(예를 들어 유방암이라면 종양표지자가 상승하더라도 완치할 수 있는 수술이 있다고 알려져 있기 때문에, 그 사실을 알고 있는 환자는 결정을 맡기지 않습니다.). 그렇기 때문에 환자들은 맥락을 어떻게 해석할지, 관련되는 상황은 어떠한지에 크게 의존해서 결정하게 됩니다.

현재는 이런 상황에서 의사 결정에 의료진과 환자가 지속적으로 대화하면서 결정해 가는 사전돌봄계획advance care planning, ACP을 권장하고 있습니다. 그러나 사전돌봄계획은 그 과정 자체를 나타낼 뿐 구체적인 정보 제공 방식과 의사 결정 방법에 대해서는 특별히 알려진 내용이 없습니다.

7. 노인의 의사 결정에 행동경제학을 응용

그렇다면 어떻게 해야 노인의 의사 결정을 보다 좋은 쪽으로 지원할 수 있을까요?

1) 처리 능력에 대한 배려: 넛지의 활용

지원을 생각할 때는 먼저 노인의 의사 결정에 어떤 특징이 있는지 생각해 볼 필요가 있습니다. 앞에서 말했듯이 노인은 처리 능력에 부담되는 일을 피하기 위해 정보의 수집·선택·결정 과정을 하향식으로 진행하는 경향이 있습니다. 따라서 다음과 같이 말할 수 있습니다.

① 환자가 사전에 가지고 있던 지식과 친화성이 높은 쪽으로 정

보를 체계화해서 제시해야 더 잘 이해합니다.

② 문제에 직결되는 내용을 중심으로 정리한 정보를 선호합니다.

③ 선택지를 제시할 때는 다양한 선택지를 나열해 처리 능력에 부담을 주지 말고, 서너 가지로 요약해 체계적으로 제시해야 합니다.

처리 능력의 부담을 경감시키기 위해서는 넛지를 활용할 수 있습니다. 구체적으로는 다음의 5가지를 들 수 있습니다.

① 환자의 가치관과 중요하게 생각하는 부분을 미리 확인하고, 그 가치관을 중심으로 선택지를 제시합니다.

② 치료를 결정할 때는 중요한 항목부터 제시합니다.

③ 결정해야 할 항목이 무엇인지 미리 확인하고 공유합니다.

④ 의견을 잘 이해하지 못할 때는 추천안을 제시합니다(강제성 없음.).

⑤ 선택지는 비교하기 쉬운 서너 가지만 제시합니다.

2) 편향이 생기기 쉬운 점에 대한 배려

다음으로 배려해야 할 점은 노인이 휴리스틱스를 자주 사용한다는 점입니다. 그래서 편향의 영향을 받기 쉬우므로, 의료진은 이런 편향에 대해 잘 알아야 합니다. 가용성 휴리스틱과 현상유지 편향, 동조효과가 자주 관찰됩니다. 이런 상황에서는 편향을 의식하고 보완해 주는 지원 방법이 중요합니다.

지원하는 상황에서는 의사소통에도 노력이 필요합니다. 환자의 가치관을 미리 확인한 후, 우선 그 가치관에 따라 검토해야 할 항목부터 제시해야 하며 프레이밍에도 주의를 기울일 필요가 있습니다. 예를 들어 암에 걸려 치료를 받는 경우에도 환자마다 이해하는 방식이 완전히 다를 수 있습니다. 어떤 환자는 암에 걸린 것을 손실로 파악해서, 손실을 만회하기 위해 효과가 확인되지 않은 임상시험을 희망하거나 민간요법을 선택하기도 합니다. 다른 환자는 암 자체보다는 암 치료를 리스크로 인식해서, "암 치료를 받으면 몸이 상처투성이가 된다."며 치료를 받지 않으려고 합니다. 또 동일한 치료를 받고 있는 환자끼리는 아무래도 서로의 상황을 비교하는 일이 자주 생깁니다. 어떤 경우에는 상대의 상황이 참조점으로 작용하기도 합니다. 따라서 환자가 생각하는 프레이밍을 이해한 후에, 환자의 가치관에 따른 프레이밍인지 아닌지를 확인하고, 필요하다면 보완하는 것도 중요합니다.

위와 같은 대처는 어느 정도 시간을 두고 지속적으로 해야 합니다. 그런 점에서 사전돌봄계획은 지원하는 사람이 환자의 의사 결정에 지속적으로 관여하면서 편향의 체계적인 보완·수정이 가능합니다. 특히 치료의 초기 단계에서 앞으로 일어날 일들에 대해 생각할 수 있도록 의료진이 필요한 내용을 알려 준다면 환자에게는 큰 도움이 될 것입니다. 종말기의 사전지시에 관한 후생노동성의 조사에서는 대상자들에게 사전지시를 논의하지 않은 이유를 물었는데, 일반 국민의 56%는 논의할 만한 계기가 없었기 때문이라고 답했습니다. 논의할 기회에 대해서는 52%가 자신의 질병, 61%가 가족 등의 질병과 죽음, 19%가 의료진의 설명을 들을 때로, 자신이나 가족의 병에 관계되는 상황에서 논의할 기회가 있었다고 답했습니다. 죽음이 임박했을 때 받고 싶은 의료·받고 싶지 않은 의료에 대한 정보를 어디에서 얻느냐는 질문에는 국민의 67%가 의료 기관에서 얻는다고 답했습니다. 이를 보더라도 생명을 위협하는 병을 치료할 때는 치료 초기 단계에서 앞으로의 일에 대해 논의할 수 있는 기회가 필요합니다. 따라서 이런 기회를 제안하는 것을 기본값으로 하는 등, 기회를 제안하는 방식에 대한 검토가 필요하며, 이를 통해 유사시에 결정을 하지 못해서 우왕좌왕하는 리스크를 피할 수 있을 것입니다.

이상으로 의료에 있어서 노인의 의사 결정 지원에 대해, 그 현황과 과제를 정리해 보았습니다. 일본에서는 의료에서의 의사 결정에 대한 체계적인 정리가 아직 많이 부족한 상태입니다. 노인이 내리는 의사 결정의 의도를 파악해서 그 방향에 맞게 지원한다면, 의료에서의 의사소통 역시 개선할 수 있을 것입니다. 의사 결정에 관한 이론적인 검토가 필요합니다.

오가와 아사오

제9장

장기기증에 대한 의사표시, 어떻게 할 것인가?

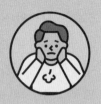

이 장의 포인트

○ 장기기증의 의사표시율은 기본값 설정에 따라 크게 변한다.

○ 장기기증에는 다수의 의사 결정자가 관계되어 있기 때문에 의사를 일관되게 유지하기 힘들다.

○ 정책의 개입에는 의료 시스템 전체에 미치는 영향을 고려한 윤리적인 배려가 필수적이다.

1. 기본값을 바꾸면 의사표시 비율이 바뀐다

A 씨   장기를 이식한다고 뉴스에 나왔는데, 장기기증은 누가
       결정하는 걸까요?

B 씨   운전면허증의 뒷면에 의사표시를 하는 칸이 있어요. 저
       는 거기에 장기기증에 동의한다고 사인했고요.

A 씨   어려운 결정인데 잘했네요. 저는 아직 결정하지 못했어
       요.

B 씨   국가에서는 의사표시 카드에 아무것도 쓰여 있지 않으면
       장기기증에 동의하는 것으로 본다고 해요.

A 씨   그런…….

여러분은 장기기증에 대한 의사표시를 했습니까?

일본인 중에는 이 질문에 "예."라고 대답하는 사람이 많지 않습니다. 그렇다고 대부분의 사람들이 의사표시를 하고 싶지 않은가 하면, 꼭 그렇지는 않습니다. 단지 '의사를 표시하지 않았을' 뿐입니다. 왜 의사표시를 하지 않는 걸까요?

일본에서는 2009년 법률 개정 이후, 본인이 의사표시를 하지 않은 경우에는 가족의 동의가 있다면 장기를 기증할 수 있도록 되어 있습니다. 이 경우 장기기증 여부를 판단하는 사람이 반드시 본인은 아닙니다. '장기기증 의사'라는 것은 무엇일까요? 행동경제학의 논의를 단서로 생각해 봅시다.

일본에서 '장기이식에 관한 법률'이 제정된 것은 1997년입니다. 그로부터 20년이 지난 지금, 장기이식 의료에는 여전히 다양한 과제가 남아 있습니다. 특히 눈에 띄는 것은 상대적으로 적은 장기기증 건수입니다. 예를 들어 심장의 기증 건수를 살펴보면, 법률이 시행된 이래로 한동안 연간 기증 건수가 4~5건입니다(그림 9-1). 2009년에 법률이 개정되면서 그 수가 약간은 증가했지만, 심장이식을 필요로 하는 등록자 수에 비하면 기증 건수가 압도적으로 적습니다.

그에 비해 등록자 수는 법률이 개정된 후에는 큰 폭으로 늘고 있습니다. 이식수술의 의학적인 효과가 널리 알려지면서 오히려 장기이식을 필요로 하는 사람의 수가 증가하기 시작한 것입니다. 일본에서 심장이식을 받을 기회가 부족한 상황은 해가 갈수록 심각해지고 있습니다. 생체이식 건수가 많은 신장을 제외하면 다른 장기에서도 기본적으로 동일한 경향을 보입니다.

그림 9-1 · 등록자 수와 이식 건수의 추이(심장)

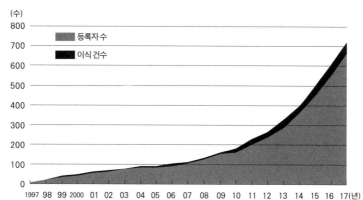

(출처) 일본 장기이식네트워크

등록자 수에 비해 기증 건수가 적은 것이 일본에만 국한된 상황은 아닙니다. 그러나 외국의 사정을 보면, 꼭 같은 상황이라고 말하기는 어렵습니다. IRODaT(장기기증 및 이식에 관한 국제등록)의 2016년도 보고서에 따르면 인구 100만 명당 장기기증자 수가 가장 많은 스페인이 43.4명인 것에 비해서 일본은 0.8명입니다.[1] 일본에서 이식을 받을 수 있는 가능성은 세계적으로 현저하게 낮다고 말할 수 있습니다.

기증 건수와 등록자 수의 차이가 크게 벌어지고, 세계적인 동향이 분명해지면서 새로운 문제가 발생하게 됩니다. 국내에서 기다릴 수 없는 환자가 해외로 건너가서 이식의 기회를 찾는, 이른바 이식 관광이 만연할 우려가 커지고 있습니다. 그로 인해 의료를 제공받는 기회의 불공평이나 장기 매매와 같은 윤리적 문제가 반복되어 왔습니다. 2008년에는 국제이식학회가 장기 매매와 이식 관광의 금지를 명기한 이스탄불 선언을 채택하고 자국에서 장기를 조달하는 데 노력하자는 성명을 발표했습니다.

이렇게 국가별 차이가 생기는 이유는 무엇일까요? 일본과 북미를 비교해서 장기이식의 실천을 고찰한 의료인류학자 마가렛 로크Margaret Lock는, 이 질문에 대해 일본 사회에서 관찰되는 생사관生死觀과 신체관의 애니미즘적인 특징에 주목하면서 문화적인 가치관 차이를 강조했습니다.[2] 장기기증은 몸과 죽음에 관한 사회문화적인 의미를 동반하기 때문에 이런 고유 관념이 기증 행위의 차이를 만들 수 있다는 겁니다. 몸을 자신의 소유물로 생각하는지, 자연의 선물이라고 생각하는지, 부모에게서 받은 것이라고 생각하는지, 아니면 사회의 공유재산인 일종의 공공물로 생각하는지에 따라서도 장기기증의 의미가 달라집니다. 일본의 현행법에서 보이는, 가족이 기증 의사 결정에 중요한 역할을 한다는 사고방식 역시 그런 문화적 차이의 하나라고 말할 수 있습니다.

하지만 문화적인 가치관과 고유의 관념만으로 모든 차이를 설명하기는 어렵습니다. 왜냐하면 같은 문화권에 속한 아시아 국가들과 유럽 국가들 사이에서도 인구당 기증 건수에 분명한 차이가 있기 때문입니다. 여기에는 또 다른 요인이 관계된다고 해야 설명이 가능해집니다. 그렇다면 기증 건수의 차이에는 문화적인 가치관 이상으로 정책과 제도의 차이가 반영되어 있을 가능성을 생각해 볼 수 있습니다.

존슨Eric J. Johnson과 골드스테인Daniel G. Goldstein이 한 행동경제학적 연구가 이를 분명하게 규명했습니다.[3] 그들은 장기기증 의사를 표명하는 온라인 실험을 실시했습니다. 실험에서는 기증자가 될 것을 명시적으로 동의하는 경우옵트인, opt-in와 기증자가 될 것을 거부하지 않은 한 동의하는 것으로 간주하는 경우옵트아웃, opt-out를 비교했는데, 그 둘 사이에서 기증의사를 표명하는 비율에 큰 차이가 있는 것으로 나타났습니다. 결국 의사표시의 기본값에 따라 장기기증에 대한 사람들의 행동이 크게 달라진다는 뜻입니다.

옵트아웃을 도입하고 있는 오스트리아에서는 장기기증에 동의하는 사람의 비율이 99.98%입니다. 이와 달리 인접 국가인 독일은 옵트인을 채용하고 있는데, 장기기증에 동의하는 사람의 비율은 12%에 불과합니다.[4] 이 명백한 차이는 양국의 신체관과 생사관의 차이에서 유래한다기보다는 의사표시 방법의 차이라고 볼 수 있습니다. 옵트아웃을 채용해 장기기증에 동의하는 사람의 수를 늘릴 수 있으며, 이는 실제 기증 건수의 증가로 연결됩니다.

일본에서는 장기기증 의사표시 카드에 스스로 기증 의사를 기입해야 의사표시를 할 수 있습니다. 그런 의미에서 "기증 의사가 없다."가 기본값으로 설정되어 있다고 말할 수 있습니다. 그리고 일본에서 기증 의사를 표시한 사람의 비율은 독일과 거의 같은 12.7%입니다.[5]

2. 의사표시를 할 자유와 하지 않을 자유

옵트아웃을 채용하면서 의사표시 비율을 높일 수 있고, 나아가서는 장기기증 건수의 증가를 기대할 수 있다면 당장이라도 제도를 바꾸면 되지 않을까 하는 생각이 들 것입니다. 그러나 장기기증 의사표시를 옵트아웃으로 변경하는 데는 다양한 윤리적인 문제가 제기될 수 있습니다. 옵트아웃은 인간의 장기를 얻기 위한 지나친 개입으로 간주될 우려가 있습니다. 적어도 일본에서는 그 우려가 현실로 드러났습니다.

공익사단법인인 일본 장기이식네트워크가 실시한 '장기기증 의사표시에 관한 의식 조사'(2016년)에 따르면, 장기기증 의사표시에 대해 "의사표시를 하고 싶지 않다."고 답한 사람이 24.4%, "모르겠다."고 답한 사람이 35.0%였습니다.[6]

만약 옵트아웃을 도입해서 기증의사가 있음을 기본값으로 한다면, 이 조사에서 "의사표시를 하고 싶지 않다.", "모르겠다." 고 대답한 사람들은 의사를 표시하지 않았기 때문에 제안에 동의하는 것이 됩니다. 그러나 "의사표시를 하고 싶지 않다."는 말은 "제안에 동의한다."와는 전혀 다른 의사입니다. 또한 "모르겠다."고 대답한 사람에게 충분한 정보를 제공하고 고민할 수 있는 기회를 주는 것이 아니라 기본값을 변경해서 결과를 정하는 행위가 옳은 일인가라는 문제가 윤리적 쟁점이 됩니다. 기본값 변경은 굉장히 큰 효과가 있기 때문에, 경우에 따라서는 당사자 본인의 의사와 반대되는 상황이 생길 우려가 있습니다.

기본값 설정을 보다 세부적으로 조정하는 방법도 있습니다. 예를 들어 의사와 반대되는 상황이 생길 우려에 대해서는 옵트 아웃을 도입하더라도 "모르겠다."는 선택지를 남겨 두면서 어느 정도 완화할 수 있을 겁니다. 또는 의사표시를 의무화해서 "기증한다.", "기증하지 않는다.", "모르겠다." 중에서 하나를 반드시 답하는 것을 기본값으로 제안하는 방법도 있습니다. 다만 이 경우에도 인간에게 자유가 있다는 사실을 고려한다면 해야 한다고 강제하는 것이 사회적으로 용납할 수 있는지 여부가 중요한 논점이 될 것입니다.[7]

최근 행동경제학에서는 기본값 변경과는 다른 행동 변화 방법도 제안하고 있습니다. 그중 한 예가 영국의 행동경제학 통찰팀에 의한 연구입니다.[8] 영국에서는 장기기증에 대해 옵트인을 원칙으로 하고 있으며, 의사표시 비율을 높이는 것이 중요한 정책 과제입니다. 그래서 이 연구팀에서는 운전면허청의 웹페이지에 장기기증을 호소하는 8가지 서로 다른 그림과 메시지를 게재하고, 방문자를 서로 다른 페이지로 유도하는 무작위 비교 시험을 통해 각각의 그림과 메시지가 의사표시의 증가에 미치는 영향을 검증했습니다.

그 결과, 8가지 웹페이지 중에서 "장기이식을 받고 싶습니까? 그렇다면 다른 사람도 도와줍시다!"라고 하는 호혜성을 강조한 메시지가 실린 페이지에서 대조군과 비교했을 때 의사표시가 5주 동안 1203건, 연간 약 96000건이 더 많았다고 합니다. 기증 의사를 표시할 수 있도록 메시지에 작은 노력(넛지)을 추가하는 것만으로도 작지 않은 정책적 효과를 얻을 수 있었던 것입니다.

일본에서는 '의사표시를 하고 싶은(하지만 하지 않은)' 사람이 27%에 달하기(그림 9-2) 때문에 동일한 넛지를 이용해서 의사표시의 비율을 증가시킬 수 있으리라 생각합니다. 넛지의 이용은 기본값 변경에 비해 개입의 강제력이 작은 것이 특징입니다. 웹 사이트상의 메시지와 그림을 변경하는 것뿐이라면 개인의 의사 결정에 직접적으로 개입하는 것은 아니며, 자유를 제한한다고 말하기도 어렵습니다. 구조를 적절하게 설계해 행동 변화가 일어날 수 있도록 하는 방식의 개입 형태를 자유주의적 가부

그림 9-2 · 장기기증 의사표시에 관한 의식 조사

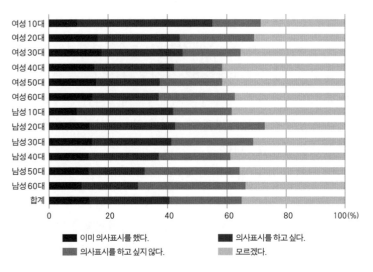

(출처) 일본 장기이식네트워크

장주의라고 부르는데, 자유주의적 가부장주의에서는 개인의 의사와 자유에 대한 새로운 사고방식을 제창하고 있습니다.[9]

3. 의사표시에 얽힌 편향을 이해한다

장기기증에서는 의사표시 방법보다는 애초에 장기기증이 어떤 경험인지를 더 비중 있게 생각해 봐야 합니다. 그러려면 실제로 장기기증을 한 기증자(생체 기증자)나 기증의 판단에 관여한 기증자 가족의 목소리에 귀 기울일 필요가 있습니다.

그런데 지금까지는 기증자 및 기증자 가족에 대한 조사가 충분히 이루어지고 있지 않습니다. 장기 교환은 익명으로 하는 것이 원칙이기 때문입니다. 장기기증에 관계되는 당사자 및 가족의 개인 정보를 보호한다는 관점에서, 당사자에 대한 직접적인 접근은 엄격히 제한됩니다. 결국 결론을 내릴 만한 조사를 시행하기는 어려운 실정입니다.

그렇다면 뇌사로 인해 장기기증에 동의한 기증자 가족에 대한 인터뷰를 살펴봅시다. 인터뷰를 살펴보면, 기증에 동의하고 그 결정에 자부심을 느끼는 기증자 가족이 있는가 하면, 일단은 기증하기로 동의했지만 나중에 자신의 결정을 반성·후회하는 기증자 가족도 있습니다.[10] 장기기증에 관계된 가족들은 결코 흔들리지 않는 의지를 가진 주체가 아니며, 사전동의에서 상정한 것처럼 '충분한 정보가 있다면 적절한 판단을 할 수 있는' 합리적인 주체도 아닙니다. 오히려 시간이 지나면서 감정이 동요하기도 하고, 인간관계나 사회 분위기에 신경 쓰면서 스스로 내린 결정에 의미를 부여하려는 모습도 보입니다. 장기기증이라는 행위에는 다양한 감정과 인식의 편향, 심경의 변화로 인한 의사 결정 문제가 숨어 있습니다. 장기기증은 한 번의 결정으로 모든 일이 끝나는 문제가 아닙니다.

생각해 보면 당연한 일이지만, 애초에 기증자와 기증자 가족은 똑같은 의사 결정자가 아닙니다. 장기기증 의사표시 카드에 의사를 쓸 당시에는 아직 본인이 기증자가 되지는 않았기 때문에, 실제 뇌사로 장기기증을 할 경우 직접 의사를 표명할 수 있는 사람은 잠재적인 기증자 또는 기증자의 가족·친척으로 한정됩니다. 장기기증이 이루어지는 상황에서 기증을 결정하는 책임 주체가 본인만은 아니라는 말입니다. 그리고 기증자 본인이 의사 결정을 하는 상황과 기증자 가족이 의사 결정을 하는 상황은 시간적으로도 환경적으로도 결코 동일하지 않습니다. 장기기증은 카드 등에서 본인의 의사를 확인한 다음, (현행법에서는 의사표시를 확인할 수 없는 경우라도) 가족이 결정을 내린다고 하는, 여러 주체가 참여하는 행위로 이루어집니다.

따라서 장기기증 의사는, 특히 일본에서는 개인의 선호로 평가하기는 어려운 문제가 되었습니다. 실제로 장기기증이 이루어질 때는 가족회의를 열어서 가족의 의향을 확인하는 경우가 많습니다. 가족이나 친척 중 누군가 한 사람이라도 기증을 반대하거나 주저하는 모습을 보이면 비록 본인이 기증의사를 표시했다 하더라도 장기기증은 이루어지지 않습니다. 약간의 망설임이 나중에는 불안과 불신으로 번진다거나 기증을 했다가 주변 사람들이 괴로워하는 모습을 보는 일을 피하고 싶기 때문입니다.

기증자와 그 가족은 서로 다른 체제에 근거해서 의사 결정을 하면서도 함께 장기기증이라는 행위를 실행합니다. 그러므로 기증자 본인의 의사를 충분히 확인하지 못한 채 가족의 판단으로 기증하는 경우에는 '그때의 판단이 정말 옳았을까?'라며 스스로의 결단에 재차 의미를 곱씹으려 들기도 합니다. 남겨진 가족에게는 본인의 의사가 '진짜 무엇이었는지'는 영원히 알 수 없는 문제가 되고 맙니다.

기증 후에 예상되는 기증자 가족의 다양한 심리적 경향은 적극적인 것도 있고, 보수적인 것도 있습니다. 어쨌든 그런 심리적 경향이 나타났을 때는 기증자 가족이 '합리적인 인식으로 행동할 수 없는' 상황에 놓여 있다는 점을 이해해야 합니다. 심리학자인 키스 스타노비치Keith E. Stanovich는 사람이 자신이 무엇을 알고 있는지를 알아야 하듯이 자신이 무엇을 모르는지도 알아야 합리적 인식에 따라 행동할 수 있다고 말했습니다.[11] 장기기증은 일어날 수 있는 상황을 미리 알 수 없을 뿐만 아니라 다수의 의사 결정자가 참여하는 공동 행위이기 때문에 특유의 불합리성을 내포하고 있습니다.

문제는 이 불합리성에 어떻게 대응하느냐 하는 것입니다. 대부분의 사람들에게는 예상할 수 없는 불확실한 상황에 놓이는 것을 싫어하는 경향이 있습니다. 행동경제학에서 모호성회피라고 부르는 이 편향은 장기기증 과정에서도 발생할 가능성이 있습니다. 그러니 장기기증이 실제로 어떤 경험인지를 알게 된다면 이런 의사 결정상의 편향을 조금이나마 완화할 수 있을지도 모릅니다. 물론 장기기증에 관한 정보, 특히 기증자의 경험을 널리 공유하는 일이 쉽지는 않겠지만, 그런 정보들은 장기기증을 생각하고 있는 많은 사람들에게 더 나은 의사 결정을 위한 판단 재료가 됩니다.

이때 기증자의 경험을 공유하는 방식이 공공장소에서 개인의 이름으로 발언하는 등과 같은 방식은 절대 아닙니다. 개인정보 보호를 엄수하면서도 자신의 경험을 사회적으로 공유할 수 있습니다. 그러기 위해서는 장기기증에 관여한 후에도 기증자 가족이 의료 제도와 사회에서 적당한 지위를 유지할 수 있어야 합니다.

사실 그런 의견을 제시하는 기증자 가족도 있습니다.[12] 장기기증이 어떤 행위였는지를 당사자 자신이 이해할 수 있도록 하고, 장기기증으로 인해 그 후에 적잖이 발생하는 심경의 변화에 대응할 수 있도록 지원하며, 기증자와 그 가족에 대해 사회적으로 배려하는 것은 당사자들에게 필요한 지원입니다. 동시에 장기기증을 필요로 하는 이 의료 시스템 전체에도 굉장히 필요한 조치이기도 합니다. 장기기증에 관한 다양한 경험이 개인 정보의 보호라는 관점에서 전혀 표출되지 않는 현재의 상황은 오히려 장기기증 의사표시를 하기 어려운 환경으로 만들 뿐만 아니라 장기이식 의료가 안고 있는 다양한 과제를 한층 해결하기 곤란한 문제로 만들고 있습니다.

4. 장기이식과 장기이식에 대한 관리

마지막으로, 2009년의 장기이식법 개정과 그 이후에 나타난 기증 의사에 관한 문제를 고찰하면서, 이 주제의 정책적 과제를 정리하고자 합니다.[13]

2017년 여론조사에 따르면, 장기기증 의사표시를 한 사람의 비율은 12.7%에 머물고 있으며, 그 비율은 지난 20년간 큰 변화가 없었습니다.[14] 나머지 80% 이상은 의사를 표명하고 싶지 않다는 의사를 가지고 있거나 혹은 단순히 의사가 분명하지 않은 사람입니다. 법률이 개정되면서 본인의 의사를 알 수 없는 경우에는 가족의 동의만으로 장기기증이 가능해졌습니다. 그것은 의사표시를 하지 않은 80% 남짓의 사람들 중에서 의사표시를 하지는 않았지만 기증에 반대하지는 않았을 확률이 높은 사람들에 대한 정책적 개입으로 생각할 수 있습니다.

그 결과, 그림 9-2에서 "의사표시를 하고 싶지 않다."고 명시적으로 답한 24.4% 사람들의 의사는 '의사 없음'으로 간주되어, 가족이 결정하는 형태로 '기부 의사'의 일부에 포함되었습니다. 현재 일본의 제도는 의사표시 카드가 있기 때문에 옵트인처럼 보이지만, 실제로는 기부의사의 기본값을 본인의 기증의사가 분명하지 않은 경우 '가족이 판단(본인의 기증의사는 고려하지 않고)'하는 형태로 변경시킨 방식이라고 말할 수 있습니다.

앞에서 논의한 것처럼 장기기증 의사표시에서 기본값을 변경하는 것은 강력한 개입입니다. 그런 개입을 할 때는, '의사표시를 하고 싶지 않다는 의사'를 말할 수 있는 여지를 주고 "모르겠다."고 답한 사람에게 숙고의 기회를 제공하는 구조를 설계하는 것에 대해서도 동시에 논의가 이루어져야 합니다. 그런 배려가 결여된 정책은 자유에 반하는 과도한 개입이라는 비판을 면하기 어려울 것입니다.[15]

이 개정에 의해, 의사 결정을 할 때 가족이 짊어지게 될 부담이 그 어느 때보다 커졌다는 점도 간과할 수 없습니다. 기증자 가족에 대한 지지와 지원이 완전히 정비되어 있지 않은 상태에서, 불확실성이 높은 상황에 처한 가족이 중대한 결정 주체가 될 수밖에 없는 제도를 설계하는 것은 전반적인 이식 의료 관리에 있어서도 결코 좋은 방법이 아닙니다.

장기이식 의료에서 장기의 기증 건수가 적기 때문에 여러 가지 문제가 발생하고 있기는 하지만, 단순히 기증 건수만 늘린다고 해서 이런 문제가 바로 해결되지는 않습니다. 이 장에서 다룬 의사표시 방법과 가족과의 관계 이외에도, 병원에서 하는 뇌사 판정 비용 같은 의료 현장에서의 부담 등 의료 체제의 실태에 맞는 적절한 개입방법을 모색해야 합니다. 쓸데없이 기증 건수만 늘리려는 시도는 오히려 시스템 전체에 부정적인 영향을 초래합니다.

기본값 변경과 다양한 넛지가 기증 의사에 관계된 행동 변화에 일정한 효과가 있다는 사실은 행동경제학 연구에서 밝혀진 중요한 지식입니다. 이러한 연구 결과를 정책에 응용할 때는 기증 건수와 이식 관광 등 눈앞의 과제에만 주목할 것이 아니라 누가, 누구를 위해, 어떠한 의도에서 구조를 설계하는지 묻지 않으면 안 됩니다.

야마자키 고로, 히라이 케이

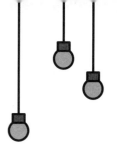

제3부

의료진은 어떻게 의사 결정을
해야 할까?

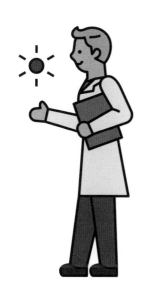

제10장

왜 한번 시작한 인공호흡관리를 그만둘 수 없을까?

-윤리는 감정의 영향을 받는다

이 장의 포인트

○ 사람들은 연명치료의 '유보'와 '중단'을 서로 다른 의료 행위로
  인식하는데, 여기에는 행동경제학적 특성의 영향이 크다.

○ 의료진은 '불법성을 문제 삼을 우려' 때문에 연명치료 중단을 주저하지만,
  실제로 지난 10여 년 동안 경찰이 개입한 일은 없었다.

○ 연명치료의 유보와 중단에 관한 지침이 법적 근거를 갖지는
  않았지만, 다양한 행동경제학적 특성 때문에 발생하는 심리적 영향을
  방지·경감시키는 역할을 한다.

1. 연명치료의 '유보'와 '중단'에는 어떤 윤리적인 차이가 있을까?

〈폐암 4기 암 환자 사토 이치로 씨의 가족과 담당 의사의 대화〉

담당 의사 항암제 치료를 했지만 효과가 없습니다. 폐렴이 의심되
는 음영이 흉부 엑스레이에서 광범위하게 발견되고 있는
데다 호흡기능상실도 있었기 때문에 인공호흡관리를 하
면서 폐렴 치료를 실시했지만 병세를 회복시키지 못했습
니다. 사토 씨가 삽관튜브를 싫어하다 보니 불안해져서
진정제를 투여한 상태입니다. 그러나 자발 호흡이 약해
서 인공호흡관리를 중단하면 생명을 유지하기 어려울 것
같습니다.

가족 남편은 원래부터 연명치료를 원하지 않았어요. 선생님도

아시다시피, 병이 악화되더라도 연명치료를 하지 않고 그대로 자연스럽게 지켜보겠다고 말씀드렸고요. 하지만 폐렴은 치료해서 좋아질 가능성이 있으니까, 한 번 더 상태가 호전되었으면 하는 바람에서 호흡기를 장착하자고 부탁드렸던 거예요. 회복할 가망이 없다면 본인이 원했던 대로 호흡기를 뗐으면 해요.

달달 의사 인공호흡기를 떼면 곧 돌아가실 수도 있습니다! 일단 시작한 인공호흡관리를 그만둘 수는 없습니다.

죽음을 피할 수 없는 종말기의 환자가 스스로 연명치료를 원하지 않고 의료진도 연명치료의 이익이 크지 않다고 판단한다면, 연명치료를 유보하는 것(이하 '유보'로 기재)은 일반적으로 널리 허용되고 있습니다. 완화의료 병동을 이용하려면, 환자의 병세가 악화되었을 때 인공호흡관리, 혈액투석, 심폐소생술 등의 적극적인 연명치료를 하지 않는다는 내용에 합의해야 합니다. 이 조건은 전국 대부분의 완화의료 병동에서 동일합니다. 집에서 임종하는 암 환자 역시 보통은 적극적인 연명치료를 받지 않고 죽음을 맞이합니다. 한편 연명치료의 중단(이후 '중단'으로 기재)을 결정해야 할 경우에는, 일단 시작한 연명치료는 그만둘 수 없다는 생각에 중단하기를 주저하는 사람이 많습니다.[1]

중단은 윤리적으로 유보와 다르며, 해서는 안 되는 행위로 보는 듯합니다. 하지만 유보와 중단이 윤리적으로 다른 행위라고 하면 다음과 같은 여러 가지 모순이 생깁니다.

① 사토 씨는 원래 죽음을 피할 수 없는 종말기의 환자이지만, 새롭게 나타난 병태(폐렴)가 회복될 가능성이 있다고 판단해서 일단 연명치료를 시작했습니다. 하지만 그 후에 회복될 가능성이 없는 것으로 판명되어 치료를 중단하게 되었습니다. 이때 연명치료를 중단하는 행위를 '나쁜 행위'라고 보는 근거는 어디에 있을까요? 최후의 순간이 되어서야 회복될 가능성을 포기하고 치료를 유보하는 것에 비해 그렇게 나쁜 행위일까요? '판단이 잘 안 서는 상황이라면 생명에 이익이 되도록'이라는 원칙에 비춰 본다면, 불확실한 예단으로 치료를 유보하는 것보다는 일단 치료를 시작해 보는 쪽이 인도적으로는 오히려 올바른 판단인 경우도 있지 않을까요? 일반적인 치료 상황에서는(예를 들어 항암제, 항생제 등) 치료 효과가 있을지 없을지를 미리 결정하기 어려울 경우, 일단 치료를 시작해서 효과를 확인해 봅니다. 이런 행위를 윤리적으로 나쁜 행위라고 생각하는 사람은 별로 없습니다. 이 두 가지 상황의 행위에 차이가 있는 걸까요?

② 유보는 '자연스러운 죽음을 받아들인다.'는 방침을 근거로, 고통스러운 연명치료를 시작하지 않고 그대로 자연적인 경과를 지켜보는 행위입니다. 한편 중단은 '자연스러운 죽음을 받아들인다.'는 방침을 근거로, 이미 시작한 연명치료를 중단하고 그대로 자연적인 경과를 지켜보는 행위입니다. 이처럼 유보와 중단은 둘 다 '자연스러운 죽음의 수용'이라는 방침을 기초로 해서 '연명치료를 하지 않는 방법'으로, 죽음을

맞이할지 여부는 병의 경과에 따르는 결과를 얻는다는 점에서 동일한 행위입니다. 방침(목적)도, 수단도, 결과도 모두 똑같은 두 개의 의료 행위를 윤리적으로 다른 행위라고 봐야 할까요?

③ 비록 연명치료를 일단 중단했더라도 다시 치료를 시작하면 생명을 유지할 수 있기 때문에 치료를 중단했다고 해서 환자가 바로 사망하지는 않습니다. 치료를 중단한 후에 치료를 다시 시작하지 않고 경과를 지켜본 결과 환자가 사망했다면, 그것은 치료를 하지 않고 유보했기 때문이 아닐까요? 유보한 결과, 환자가 사망했다면 이 행위를 허용해도 괜찮을까요?

④ 애초에 연명치료와 다르지 않은 심장마사지(흉골 압박)를 중단하는 일은 일본의 병원에서 매일 일어나고 있습니다. 이미 중단을 인정하는 실태가 있는데도, 왜 인공호흡관리의 중단은 인정할 수 없는 걸까요?

이처럼 유보와 중단을 윤리적으로 다른 행위라고 가정하면 다양한 모순이 생깁니다. 반대로 두 행위를 윤리적으로 동일하다고 간주하면 이러한 모순은 모두 해소됩니다. 실제로 미국이나 영국에서 연명치료의 유보·중단에 관한 법률, 판례, 지침 등을 보면, 일관되게 '유보와 중단은 윤리적으로 동일한 의료 행위'라고 명기되어 있습니다.[2] 연명치료의 유보와 중단이 윤리적으로 동일하다면 '윤리적 판단의 일관성 원리(두 행위가 윤리적으로 중요한 차이가 없다면 그 두 행위를 동일하게 취급해야 함.)'에 따라, 유보가 허용된다면 중단도 허용되며 중단이 허용되지 않는 상황은 유보도 허용할 수 없음이 윤리적으로 정당합니다.

결론적으로 유보와 중단을 다른 행위로 볼 것인지 아니면 동일한 행위로 볼 것인지는 우리의 판단에 달려 있습니다. 비록 유보와 중단을 윤리적으로 동일한 행위로 보는 것이 합리적이라고 해도, 어찌됐건 두 의료 행위가 굉장히 다른 행위처럼 보인다는 사실은 무시할 수 없습니다. 불합리하더라도 다양한 심리적, 감정적인 편향의 영향을 벗어나기는 어렵습니다. 그렇다면 유보와 중단이 왜 다르게 보이는지, 그 심리적 요인을 다음에서 검토해 봅시다.

2. 왜 '유보'와 '중단'은 다른 행위로 보일까?

연명치료로 발생하는 이익과 손실

모든 의료 행위를 할 때, 의학적으로 타당한가의 여부는 그렇게 했을 때 기대되는 이익과 손실을 비교·대조해서 판단합니다. 마찬가지로 연명치료의 시비를 판단할 때도 그 이익(생명 연장)과 손실(치료로 생기는 고통)을 비교해야 합니다. 치료를 시작했을 때 발생하는 '심신의 고통'이라는 손실이 치료로 얻게 되는 '생명의 연장'이라는 이익보다 크다면, 치료의 유보가 의학적으로 타당한 판단입니다. 이런 식의 판단은 의료계 전반에서 흔히 있는 일입니다.

그러나 일단 시작된 연명치료를 중단하는 문제에서는 상황이 달라집니다. 환자의 상태가 똑같은데도 결과는 서로 다르게 나옵니다. 받고 있던 연명치료를 중단했을 때 발생하는 '생명단축'이라는 손실이 치료를 중단해서 얻게 될 '고통에서의 해방'이라는 이익보다 더 크다고 생각하기 때문에(비록 환자가 연명치료를 원하지 않았더라도), 치료의 중단이 타당하지 않다고 판단하는 경향이 있습니다. 당연한 일이지만 유보든 중단이든 연명치료로 발생하는 이익과 손실은 본질적으로 다르지 않습니다. 이익과 손실이 똑같은데도, 어느 쪽이 더 큰지에 대한 평가는 유보와 중단에서 정반대가 됩니다.

참조점의 이동

연명치료의 이익과 손실에 대한 평가가 뒤바뀌는 현상에는 참조점의 차이가 큰 영향을 줍니다. 인간은 심리적으로 참조점과의 괴리와 변화를 기준으로 평가해서 선택하는 경향이 있다고 합니다. 그 결과, 실질적으로 동일한 선택지이지만 참조점이 다르면 평가와 선택이 달라집니다. 이를 '프레이밍 효과'라고 부릅니다(제2장 참조). 즉, 유보를 검토할 때의 참조점은 치료를 시작하기 전의 상태인 반면, 중단할 때의 참조점은 이미 치료가 시작된 상태의 환자입니다. 각각의 참조점에서 연명치료를 바라보는 관점이 다르기 때문에 평가도 달라집니다. 이때 연명치료에 대한 관점의 차이에 '손실회피 편향'이 주는 영향도 함께 검토해 봅시다.

손실을 피하고 싶다(손실회피 편향)

손실회피 편향은 이익을 얻는 것보다 손실을 입는 것을 두려워하는 편향입니다(제2장 참조). 손실회피 편향의 영향으로, 각각의 참조점에서 봤을 때 손실이 생길 수 있는 변화를 피하려는 심리가 발동합니다. 유보할 때는 연명치료를 '시작'하는 행위에서 발생하는 손실을, 중단할 때는 연명치료를 '중지'하는 행위에서 발생하는 손실을 중시하게 됩니다. 그래서 유보와 반대로, 중단할 때는 '환자의 죽음을 앞당기는' 손실을 피해야 한다는 심리가 더 강하게 작용합니다. 만약 '치료로 인한 고통'보다 '치료를 하지 않아서 환자의 죽음을 앞당기는 것'이 절대적으로 더 중대한 문제였다면, 애초에 유보를 허용하지도 않았을 것입니다.

손실회피 편향 때문에 생기는 인간의 심리인 현상유지 편향, 보유효과, 부작위 편향 역시 유보와 중단을 다르게 보이도록 부채질합니다.

큰 변화를 피하고 싶다(현상유지 편향)

현상유지 편향은 큰 변화를 피하고 현재 상태를 유지하려는 편향입니다(제2장 참조). 유보는 새로운 변화 없이 치료를 하지 않는 현재 상태를 그대로 유지하는 선택이기 때문에, 환자에게는 현상유지 편향을 따르는 선택입니다. 이에 반해서 중단은 치료를 하고 있는 현재 상황에서 변화를 만드는 선택이므로 현상유지 편향에 맞서는 행위가 됩니다. 그렇기 때문에, 유보에 비

해 중단을 선택할 때 더 큰 부담감을 느낀다는 사실을 이해할
수 있습니다.

연명치료를 포기하고 싶지 않다(보유효과)

보유효과 역시 연명치료의 유보보다 중단을 주저하도록 만
듭니다. 보유효과는 이미 보유하고 있는 것을 더 높게 평가하는
편향입니다. 연명치료에 대해서도, 이미 연명치료를 하고 있다
면 연명치료의 효과를 높이 평가해 치료의 중단을 주저하겠지
만, 연명치료를 하지 않은 상황이라면 새로 시작하지 않는 경향
이 있습니다.

환자의 죽음은 '선택'일까 '운명'일까?(부작위 편향)

연명치료 중단은 죽음을 선택하도록 밀어붙이는 기분이 들
게 만듭니다. 이와 달리, 연명치료의 유보는 죽음을 선택한다는
심리보다는 피할 수 없는 운명을 지켜본다는 기분이 들게 합니
다. 물론 유보든 중단이든, 치료를 받지 않는다는 선택을 했다
는 점에서는 동일하며, 환자의 죽음은 '피할 수 없는 운명(질병
의 자연 경과)'의 결과라는 사실은 변하지 않습니다. 그러나 이런
환자의 죽음이 선택 혹은 운명으로 서로 다르게 보이는 현상에
는 부작위 편향의 영향도 있습니다. 부작위 편향은 자신이 아무
런 행동도 하지 않아서 나쁜 일이 발생한 경우보다 어떤 행동을
해서 나쁜 일이 발생한 경우를 '나쁘다(손실이 크다.)'고 인식하
는 편향입니다. 유보는 치료를 하지 않고 상황을 그대로 지켜보

자는 선택(부작위)입니다. 따라서 자신이 뭔가 적극적으로 행동한다는 느낌은 적은 편입니다. 유보했을 경우에는 환자가 죽더라도, 그 죽음은 자신이 무언가를 선택(행동)한 결과가 아니며 자신은 그냥 운명을 지켜보았을 뿐이라고 느낍니다. 한편, 중단은 치료를 하던 상태에서 변화를 만드는 선택입니다. 중단하는 행동을 한 후에 환자가 죽게 되면, 똑같이 자연적인 죽음의 경과임에도 불구하고 '원래는 살아 있을 사람인데, 자신의 선택 때문에 죽음에 이르렀다.'는 심리가 작용하기 쉽습니다.

잘 생각해 보면, 의료 행위라는 측면에서 유보와 중단은 둘 다 '치료하지 않고 경과를 지켜본다.'는 의미이기 때문에 똑같이 부작위라고 해석할 수 있습니다. 실제로 영국의 판례에는 '연명치료의 유보 및 중단은 모두 동일한 부작위이며 법적으로 차이가 없다.'고 나와 있습니다.[3] 그러나 프레이밍 효과의 영향 때문에 심리적으로는 아무래도 유보는 부작위, 중지는 작위로 인식되기 쉽습니다.

'유보'와 '중단'은 심리적으로 크게 다른 행위이다

지금까지 살펴보았듯이, 우리가 직관적으로 연명치료의 유보에 비해 중단을 주저하는 경향에 반드시 합리적인 근거가 있지는 않으며, 프레이밍 효과, 손실회피 편향, 현상유지 편향, 보유효과, 부작위 편향 등 다양한 심리적 편향에 영향을 받고 있다는 사실을 알 수 있습니다. 그 때문에 합리적인 근거가 있건 없건 연명치료의 유보와 중단이 심리적으로는 굉장히 다른 행동으로 보이는 것입니다.

3. 연명치료 중단은 불법행위일까?

연명치료의 유보와 중지를 윤리적으로 동일한 행위로 보면 확실히 여러 문제가 모순 없이 해결될 수도 있습니다. 그렇다고 는 해도 연명치료를 중단했다가 불법행위로 고소당하는 일은 없을까요? 의사들 중에는 "개인적으로는 연명치료를 중단할 수 있다고 생각하지만 그렇게 했다가 고소를 당할까 봐 주저하 게 된다."는 의견을 말하는 사람이 적지 않습니다.

사실은 과거에 연명치료를 중단한 의사가 경찰에 입건된 경 우가 있었습니다(2004년 도립하보로병원 사건, 2006년 이미즈 시민병 원 사건, 2007년 와카야마 현립의대병원 사건). 이들 사건은 뉴스에서 충격적으로 거론되기도 했지만('안락사를 실시한 의사에게 살인 혐 의'라는 문구로) 결국에는 모두 불기소로 끝났습니다. 그러나 사 건의 전말은 언론에서 거의 다루지 않았고, 사람들의 기억에도 남아 있지 않습니다. 언론에서 어떻게 다루는가에 따라 사람들 이 받아들이는 내용은 크게 달라집니다.

예를 들어 하보로병원 사건은 90세가 넘은 환자가 30분 이 상 심폐 정지에 빠졌다가 심장박동이 돌아왔지만, 병세가 회복 될 가망이 없었기 때문에 인공호흡관리를 중단한 사례였습니 다. 실제로 이 행위가 '범죄로 봐야 할 악행'으로 사회적으로 널 리 비난을 받지도 않았고 사법적으로도 불기소 처분을 받았음에도 활자의 위력은 절대적이었습니다. 이러한 일련의 사건이 일반 시민뿐만 아니라 의사에게 준 영향은 막대합니다. 가용성 휴리스틱의 영향으로 많은 의사는 연명치료 중단을 '안락사의 일종', '불법행위'라고 해석하게 되었습니다.

가용성 휴리스틱은 쉽게 떠올릴 수 있는 기억 정보를 우선적으로 의존해서 판단하는 경향으로, 인간은 판단을 할 때 특히 충격적이었던 정보에 휘둘리는 경향이 있습니다. 이렇게 해서 누가 정한 것도 아닌데 '일단 시작한 연명치료는 그만둘 수 없다.'는 불문율이 가용성 휴리스틱에 의해 확신으로 자리 잡았습니다.

앞의 사건 이후에도 연명치료를 중단하는 일은 종종 있었지만(NHK 다큐멘터리 프로그램에서도 공표된 바 있습니다.[4]) 지난 10여 년 동안 연명치료를 중단했던 의사가 경찰에 입건된 사례는 한 건도 보고되지 않았습니다. 여전히 연명치료를 중단했다고 해서 무조건 법적 책임을 추궁당하지 않을까 걱정하는 것은 경미한 소송의 위험을 과대평가해서 지나치게 전전긍긍하고 있다고밖에 말할 수 없습니다. 이런 생각에는 전망이론에서 말한 인간의 심리인 '확률가중함수'의 영향이 큽니다. 확률가중함수는 인식하는 확률과 실제 확률의 오차에 관한 편향으로, 확률이 낮은 현상일 때 인간은 실제 확률보다 그 확률을 더 크게 평가하는 경향이 있습니다(제2장 참조).

고소를 걱정하는 것은 쓸데없는 걱정이라고는 했지만, 결정을 위해 필요한 절차를 거치지 않고 의사 한 사람이 독단적으로 연명치료를 중단한 경우에는 상황이 달라질 수 있습니다. 판례를 살펴보면, 1998년에 일어난 안락사 사건(가와사키협동병원 사건)에서는 의사가 한 일련의 행위에 위법성이 인정된다는 판결이 나왔습니다.

이 사건은 피고인인 의사가 인공호흡관리를 중지하고 근육이완제를 투여해서 환자가 사망한 사건입니다. 의사는 검사를 하지도 않고 환자가 회복할 수 없는 상태라고 판단한데다 가족에게 사정을 설명하고 치료 중단 의사를 확인하는 절차를 거치지도 않았습니다. 재판에서는 필요한 검사 없이 피고인의 독단적인 병태 판단만으로 피해자가 회복 불가능한 상태라고 단정할 수 없다는 점과 환자·가족의 치료 중단 의사를 확인하지 않았다는 점을 들어 살인죄 판결을 내렸습니다. 다시 말하면, 의사한 사람의 독단적인 의학적 판단이라는 점과 환자·가족에 대한 치료 중단 의사 확인 부족이라는 문제가 있었기 때문에 범죄로 판결이 난 것입니다.

그러나 이 판결에서 치료 중단 자체를 불법이라고 판단한 것은 아닙니다. 그렇다고 합법으로 간주할 수 있는 요건을 밝힌 것도 아닙니다. 결국 연명치료 중단이 불법인지 합법인지에 대한 사법의 판단은 분명하게 나와 있지 않습니다. 이 판결을 한 도쿄고등재판소는 "치료 중단 문제를 해결하려면 법률을 제정하거나 법률을 대신할 수 있는 지침을 책정할 필요가 있다. …… 이문제는 국가적으로 논의·검토해야 할 것이며, 사법이 근원적인 해결을 도모할 수 있는 문제가 아니다."라고 언급했습니다. 더

욱이 일본에서는 연명치료의 유보·중단을 법제화하려는 움직임(이른바 존엄사 법안)이 전부터 있었지만, 국회에서 단 한 번 논의조차 없었다는 점으로 미루어 볼 때 당분간 법제화를 기대하기는 어려울 듯합니다.

4. 지침은 법률을 대신할 수 있을까?

앞 사건의 영향도 있는데다 법제화도 진행되지 않자, 후생노동성은 2007년에 '종말기 의료의 결정 절차 지침'[5]을 내놓았습니다(2018년 3월 개정). 이 지침은 의사 결정의 절차, 특히 환자의 의사를 파악하는 데 중점을 두고 있습니다.

그러나 환자 자신의 결정을 최우선으로 한다 하더라도, 연명치료의 유보 및 중단에 대한 판단은 사람의 생명과 직결되는 문제라는 점, 인간의 의사는 쉽게 변한다는 점, 다양한 편향에 취약하다는 점, '자살 방조'를 범죄로 규정하는 점 등에서 문제가 없어야 합니다. 또한 연명치료의 옳고 그름을 환자 자신의 결정에만 전적으로 맡겨서도 안 됩니다. 유보·중단을 정당화하기 위해서는 환자의 의사를 최종적으로 확인하기에 앞서 의학적인 타당성 검토가 필요합니다. 이 지침에서는 치료 중단에 대해 '의료·관리팀에 의한 의학적인 타당성과 적절성을 바탕으로 신중하게 판단해야 한다.'고 명시해 의사 한 사람의 독단적인 판단이 아니라 팀의 판단이어야 한다는 점을 분명히 했습니다.

그러나 치료 중단을 허용하는 데 필요한 구체적인 요건은 나와 있지 않기 때문에, 현실에서는 누구와 누구에 의해, 무엇을, 어떤 식으로 신중하게 판단해야 좋을지 모르겠다는 목소리도 적지 않습니다. 적정한 의료를 실천할 수 있도록 하려면 유보와 중단을 허용하는 데 필요한 요건, 특히 '치료 의무가 한계에 도달했다.'고 판단하는 기준을 명시해 달라는 것이 현장에서 일하는 의료진들의 본심일 겁니다.

유보와 중단의 타당성을 법적으로 보장할 수 있도록 그 실체적 요건을 규정한 법률이 있으면 좋겠지만, 법률이 없는 상황에서는 지침이 그 역할을 대신해서 의학적 타당성이라는 형태로 보여 주는 수밖에 없습니다. 이러한 상황을 감안해, 전문가 단체와 의료 기관 등에서는 각 전문 영역에서 연명치료의 유보·중단을 허용하는 데 필요한 요건을 담은 지침을 내놓았습니다.[6] 물론 이 지침들은 법률이 아니라 모범적인 의료 실천 절차를 보여 줄 목적으로 만들어진 지침이기 때문에, 준수한다고 해서 곧바로 의사의 형사책임을 면하는 법적 근거가 될 수는 없습니다. 그렇지만 이런 지침이 작성되면서 '지침의 준수'와 '형사책임'의 관계에 관심이 크게 쏠린 것도 사실입니다. 일본노년의학회의 지침에서는 "이 지침에 의거해서 관계자가 의사 결정 절차 진행 중에 한 선택과 그 실행에 대해 사법이 개입하는 일이 실제로는 있을 수 없으며, 만약 그런 일이 있다면 굉장히 부적절하다."고 주장하면서, 이에 찬성하는 법률가 29명의 이름을 함께 게재했습니다.

현재 법률가 사이의 주류 의견은, 의료 행위의 일환인 유보·

중단이라는 문제에 대해서, '행정 및 전문 단체가 내놓은 지침에 따라 의학적으로 타당하고 신중한 판단을 거친 행위'를 사후에 경찰과 법원이 범죄로 책임을 묻는 일이 현실적으로는 생각하기 어렵다는 것입니다. 이러한 배경에서 지침이 법적인 근거를 가지고 있지는 않지만, 지침을 준수했을 때 의료진의 심리적 부담을 줄여 주는 역할을 한다고 말할 수 있습니다.

5. 지침의 행동경제학적 역할

행동경제학적 특성의 영향과 휴리스틱스 편향의 방지

의료 현장에서는 항상 올바른 판단을 요구하고 있지만, 급박한 상황에서 최선의 선택지를 심사숙고할 만한 여유는 많지 않습니다. 특히 연명치료의 옳고 그름처럼 법적·윤리적·사회적으로 민감한 문제는 근거에 따른 임상적인 판단과 함께, 윤리적인 판단, 환자·가족의 의향, 전문가의 합의, 법과 판례의 해석, 사회적인 합의 등 복잡한 문제를 함께 고려해서 신속하게 결정해야 합니다. 이때 거듭해서 심사숙고를 하기는 어렵기 때문에, 행동경제학적 특성의 영향을 받은 판단이나 휴리스틱스에 의한 직관적인 판단을 따르는 경향이 있습니다.

"윤리·도덕은 이치가 아니다. 인간의 직관이야말로 중요하다."라는 현인의 말처럼 직관주의에도 일리가 있습니다. 하지만 이렇게 복잡한 판단을 해야만 하는 상황이라면 아무리 경험이 풍부한 의사라도 직관적인 판단이 올바른 방향만 제시해 주리라고 생각하기는 어렵습니다. 실제로 앞에서 소개한 '가와사키협력병원 사건'의 의사 역시 경험이 풍부했지만, 충분히 심사숙고하지 못했던 것이 사건을 일으킨 원인 중 하나였습니다. 이처럼 의료진은 휴리스틱스에 숨어 있는 다양한 편향을 피하기 어렵기 때문에, 치료 방침을 결정하는 절차를 미리 지침으로 만들어 두면 전형적인 실수를 방지할 수 있습니다. 지침이 넛지로서 훌륭하게 작동한다면 인간이 가지고 있는 심리적 편향의 영향을 최대한 피하는 동시에 감정과 이성의 충돌을 완화할 수 있습니다. 뿐만 아니라 법적인 문제는 물론, 복잡하고 어려운 윤리적 문제 역시 보다 합리적이고 신속, 공정, 원만한 해결을 기대할 수 있습니다.

무조건 손쉬운 선택을 하지 않도록 하는 '결정 방법의 원칙'

"지침이 만들어지면 문제를 하나하나씩 제대로 생각하지 않고, 안이하게 연명치료의 유보와 중단을 판단하지는 않을까?" 하는 걱정의 목소리가 많습니다. 실제로 일본소아과학회가 내놓은 지침에서는[7] '제시한 구체적인 요건을 빌미로 안이하게 결론을 내리는 일을 피하고자 한다.'는 취지를 말하면서, 치료 중단을 허용하는 요건을 일부러 제시하지 않았습니다. 물론 사람은 타성에 젖어 선택을 하는 경향이 있기 때문에 번거롭게 어려운 선택을 하느니 차라리 기본값을 선택하려고 합니다(디폴트 편향). 따라서 지침에 'ㅇㅇ인 병태의 환자는 연명치료를 중단하는 것이 바람직하다.'고 하는 기본값이 제시되어 있으면,

그 병태에 해당하는 사람일 경우 안이하게 판단해서 치료를 중단할 우려가 있습니다.

그러나 연명치료의 유보·중단에 관한 국내외의 지침을 살펴보더라도 그런 식으로 요건을 제시하는 경우는 없습니다. '회복을 기대할 수 없는 종말기의 환자'라는 대상 환자의 요건은 나와 있지만, '회복을 기대할 수 없는 환자의 연명치료는 중단되어야 한다.'는 말은 없습니다. 일반적인 진료 지침과 달리, 연명치료의 유보·중단에 관한 지침은 해당 환자에게 '무엇을 선택해야 하는가.'라는 형태의 규범이 아니라 '어떻게 선택해야 하는가.'라는 절차적 요건을 중점적으로 제시합니다.

말하자면 '회복을 기대할 수 없는 종말기 환자'라는 것을 누가, 어떻게 판단할 수 있는가 하는 절차를 제시하는 것입니다. 절차적 요건을 제시하지 않으면 '어떻게 논의할지는 현장에서 납득할 수 있는 방식이면 충분하다.'는 말이 되므로 오히려 휴리스틱스 편향의 덫에 빠지기 쉽습니다. 현장의 논의가 휴리스틱스 편향에 휘둘리지 않도록 논의의 방향성과 절차를 위한 요건을 설정해 두어야 합니다. '결정 방법의 원칙'에 대한 기본값을 설정해 둠으로써 어려운 선택에 직면했을 때 지침의 규칙에 따라 의사 결정 절차를 진행하도록 하고 있습니다. 노벨경제학상을 수상한 사회과학자이자 경영학자 허버트 사이먼Herbert Alexander Simon은 인간이 가지고 있는 합리성의 한계를 파악하고 '절차적 합리성(합리성은 선택의 결과가 아니라 선택의 과정과 방법 면에서 논해야 함.)'을 주장했습니다. 인간이 가지고 있는 합리성의 한계를 감안해서 절차(결정 방법)의 원칙을 정해 둔다면 보다 합리적이고 납득할 수 있는 선택이 가능해집니다. 그 때문에 각 지침에서는 의사 결정의 절차를 중시하고 있습니다.

남용을 방지하는 '제동'

연명치료의 유보와 중단이 허용되면, 때에 따라서는 그 적용이 점차 확대되어 결과적으로 죽을 수밖에 없는 환자는 죽게 만드는 남용이 발생할 가능성이 있습니다. 이른바 '미끄러운 비탈길'[8]에서 굴러떨어지지 않을까 하는 우려가 생기는 것입니다. 그런 일을 방지하기 위해 비탈길 논법에 따른 연명치료의 유보와 중단을 전면적으로 금지해서 의료진을 포함한 사회의 판단이 바람직하지 않은 방향으로 일탈하지 않도록 하는 방법도 있습니다. 하지만 이미 유보가 사회적으로 널리 받아들여진 상황임을 감안한다면 그리 현실적인 방법은 아닙니다. 그렇다고 중단만 금지하게 되면 앞에서 언급한 모순을 떠안게 되는 현실적인 문제가 있습니다.

따라서 미끄러운 비탈길에서 굴러떨어지지 않도록 어떤 식으로든 '제동'하는 방법을 생각할 수 있습니다. 지침의 '요건 설정'이 바로 그 역할을 맡고 있습니다. '회복을 기대할 수 없는 종말기의 환자', '명확한 의사를 가지고 있는 환자'라는 식으로 유보·중단을 허용할 수 있는 환자의 실체적 요건을 정하고, 이 요건에 해당하지 않는 사람은 치료 중단의 대상이 될 수 없도록 한계를 설정하는 방식으로 제동할 수 있습니다. 지침의 요건은 해당하는 환자의 치료를 중지하기 위한 것이 아니라 남용을 방지하는 데 목적이 있음을 다시 한 번 명심했으면 합니다.

의사의 자유재량을 제한하는 '커미트먼트'

의사는 의료 행위를 하는 책임자로서, 자유재량에 따라 최종적으로 판단하는 권한을 가지고 있습니다. 그러나 지침의 준수를 요구하게 되면 그런 의사의 자유재량권이 훼손당하지는 않을지 우려할 수 있습니다. 그런데 지침의 준수는 선택 사항으로, 강제력은 없습니다. 후생노동성 및 각 전문 단체가 내놓은 연명치료의 유보·중지에 관한 지침에는 지침을 준수하지 않았을 경우의 처벌에 대해서는 어떠한 내용도 나와 있지 않습니다. 어디까지나 스스로 선택할지 말지의 문제입니다.

인간의 본성을 차근차근 냉정하게 생각해 보면, 당황하거나, 잘못 생각하거나, 혼란스러워지거나, 감정적이 된다거나, 독선적으로 되는 등의 이유로, 선택하지 않을 법한 것을 무심코 선택하는 일이 적지 않습니다. 그래서 미리 지침이라는 커미트먼트를 마련해서 자유재량 권한을 묶어 두면, 판단력이 약해졌을 때 무심코 선택하는 일을 줄일 수 있으며, 그 결과 개인이 윤리적인 문제와 불법성 같은 심각한 추궁을 받을 위험도 줄일 수 있습니다.

한편 지침이 개별적인 사정을 고려하지 않고 고정된 선택을 강요한다는 점에서 거부감이 들 수도 있습니다. 그러나 절차 지침은 선택 방법을 제시할 뿐, 정해진 선택지를 강요하지 않습니다. '개별적인 사정'은 허용 가능한 범위 내에서 신중하게 논의할 수 있으며, 오히려 고려되어야 합니다. 고정적인 방식의 합리성에 빠져 개별성(특히 감정적인 면)을 배려하는 일에 소홀해져서는 안 됩니다.

의료는 사람을 행복하게 만들기 위한 것이며, 행복의 대부분은 합리성이 아니라 감정에 의해 얻어지는 것입니다.

타타라 료헤이

제11장

급성기의 의사 결정은 왜 어려울까?

이 장의 포인트

○ 순환기 질환 급성기의 치료법은 '소생술 시행'이 기본값이다. 그러나 의사는 환자의 가치관을 감안해서 '소생술을 시행하지 않는다.'는 치료법의 선택도 고려해야 한다.

○ 급성기에 소생술 시행을 결정할 때는 의료 종사자와 환자 모두 인지 편향의 영향을 크게 받는다.

○ 의료 종사자는 표현 방법에 상관없이 어느 정도 환자의 결정을 유도할 가능성(프레이밍 효과)이 있음을 이해할 필요가 있다.

1. 순환기 영역에서 하는 의사 결정

갑자기 호흡곤란을 느낀 78세 남성이 구급차를 타고 응급실로 후송되었습니다. 검사 결과, 비ST분절상승형 급성심근경색 non ST segment elevation myocardial infarction, NSTEMI을 동반한 심부전으로 진단을 받았습니다. 현재는 산소, 이뇨제, 강심제를 투약하는 치료를 받는 중입니다. 좌심실 박출률 left ventricular ejection fraction, LVEF이 20% 내외로 심장 기능이 굉장히 좋지 않기 때문에 의사는 응급 상황이 될 가능성이 높다고 생각했습니다. 그 때문에 응급 상황에서 어떻게 대응할지 환자 본인과 간호를 하고 있는 75세 부인, 급하게 연락을 받고 온 50세 아들과 상담을 하는 상황입니다.

의사　　응급 상황의 가능성도 있어서 심정지가 되면 심폐소생술

을 할 것인지 미리 결정해야 합니다. 심폐소생술은 인공
호흡과 심장마사지를 포함한·········.

부인   경황이 없어서 뭐라 말씀드려야 할지·········.

아들   심폐소생술을 하면 원래대로 회복할 수 있습니까?

의사   심정지가 된 경우에는 심박동이 재개하거나, 재개한다고
해도 사회에 복귀할 수준까지의 회복은 힘들 수 있습니다.

본인   연명치료는 안 했으면 좋겠다고 이미 말씀드렸습니다.
하아-하아-

부인   남편은 전부터 분명 그렇게 말했지만, 저는 이 사람이 살
았으면 좋겠어요.

아들   조금이라도 가능성이 있으면 해 보는 쪽이 낫지 않아?

의사   (급성기에는 늘 이런 식으로 결정돼야 하는 걸까. 합리적인 의사 결
정 방법은 없을까?)

모든 의료 행위는 의사 결정을 수반하는데, 첫 번째로 의료
종사자가 의사 결정(진단 및 치료 적응 판단)을 하고, 두 번째로 환
자가 의사 결정을 하게 됩니다.[1] 의료에서 의사 결정을 할 때는
논의의 과정을 거치는데, 잘못하면 굉장히 복잡해질 수 있습니
다. 이런 상황을 피하기 위해 우리는 의료 종사자가 전체적인
정보를 모아서 매우 합리적인 결정을 내리는 완벽한 인간이라
고 전제하는 경우가 많습니다. 복잡한 논의 대신 의료 종사자의
합리적인 판단을 기대하는 것입니다. 그러나 이 책에서는 의료
종사자 역시 행동경제학적인 의사 결정의 편향이 있다고 상정

한다는 점에서 큰 차이가 있습니다.

　의료 종사자와 환자의 행동경제학적인 의사 결정이 복잡하게 얽힌 모습은 앞 장에서도 언급했습니다. 특히 순환기 영역에서 특징적으로 나타나는 의사 결정 문제를 행동경제학의 관점에서 본다면, 다음과 같은 2가지 특성이 있습니다.

　① 급성기(증상이 갑자기 나타나 빠르게 진행되는 시기)에 의사 결정을 하지 않으면 안 되는 시간적 한정성.
　② 만성기(완치는 아니지만 위급한 상태를 벗어난 시기)에서 필요한 행동 변화의 어려움.

　이 장에서는 주로 '급성기의 결정'에 대해 논의합니다. 생활 습관병에서 필요한 행동 변화의 문제는 이미 제5장에서 다루었던 행동 변화와 상통하는 부분이 있기 때문에 마지막에 조금만 언급하도록 하겠습니다.

　왜 '급성기'에 대해 특별히 논의할 필요가 있을까요? 급성기에는 의료 종사자의 정확한 진단과 신속한 치료가 필요한 것은 물론, 생명에 직결되는 합병증 발생에 대해서도 고려해야 하기 때문입니다. 그 때문에 환자뿐만 아니라 의료 종사자 역시 막중한 심적 부담을 느끼며, 이때 행동경제학적인 편향이 발생할 가능성이 많습니다. 급성기의 의사 결정은 지금까지 이 책에서 다뤘던 합리적인 의사 결정 내용과는 분위기가 조금 달라서, '의사 결정이 합리적인지 비합리적인지 생각할 틈도 없는' 상황입니다. 이런 상황에서 의료 종사자와 환자·가족이 어떤 방법으로 결정하는지에 대해 정리해 보고자 합니다. 이를 통해 의료 종사자가 달라진 시각으로 환자와 의사 결정을 바라보는 계기가 될 수 있기를 기대합니다.

2. 급성기에 하는 의사 결정: 그중 최고는 심폐소생술

급성기에 이루어지는 의사 결정 중에서 가장 대표적인 예는 '심폐소생술cardiopulmonary resuscitation, CPR' 즉, 인공호흡관리(또는 삽관) 및 심장마사지 시행 여부를 결정하는 것입니다. 이 결정이 아마도 급성기에 가장 중요하면서도 어려운 문제일 것입니다. 의료 종사자는 인공호흡관리와 심장마사지라는 두 가지 행위를 환자에게 '구명 조치'라고 설명하는 경우가 많습니다. 구명 조치라는 표현을 쓰는 이유는 이 행위들이 주로 심장이 멈춘 환자, 의학적인 용어로 말한다면 심정지 환자에게 시행하는 의료 행위이기 때문입니다.

사실 소생술은 몇 단계로 나뉘는데, 의료 종사자라면 대부분 할 수 있습니다. 일전에 도효(스모 경기가 벌어지는 판)에서 쓰러진 사람에게 간호사가 심폐소생술을 해서 화제가 되기도 했었는데, 이는 BLSbasic life support라는 심폐소생술입니다. BLS는 자동차 운전 학원에서도 배우는 심장마사지와 기도 확보(심정지 상태가 되면 스스로 호흡을 할 수 없음.) 등을 가리키며 기본소생술이라고 부르고, ACLSadvanced cardiovascular life support는 추가적으로 약제 및 전문적인 기도 확보 등의 행위를 말하며 전문심장소생술이라고 부릅니다. 참고로 이 기본소생술과 전문심장소생술은 의학적으로는 보편적인 방법으로, 미국심장협회가 만든 지침에 따라 국제적으로 5년마다 갱신되고 있습니다.[2] 이 심폐소생술은 굉장히 세세한 행동까지 명확한 방법으로 지시하고 있기 때문에 강습을 수강한 의료 종사자라면 심정지 상황에 곧바로 실시할 수 있습니다. 결론적으로 통상적인 급성기 상황에서는 심폐소생술을 시행하는 것이 기본값입니다. 이렇게 세세한 행동까지 알고 리즘으로 구현된 심폐소생술을 급성기에 기본적으로 시행하면, 생명을 유지하는 데 굉장히 큰 효과가 있습니다.

3. 심폐소생술을 시행하지 않는 결정(기본값의 변경)

응급 상황이 될 가능성이 높은 환자가 급성기에 입원을 하면, 병원 및 의료 종사자는 일반적으로 환자에게 인공호흡관리 및 심장마사지를 포함하는 심폐소생술을 시행할 것인지부터 확인합니다.[3] 생명을 유지하기 위해 심폐소생술을 시행하는 게 기본값으로 설정되어 있는데 왜 사전에 심폐소생술 시행 여부에 대해 확인하는지 의문을 가지는 사람도 있을 겁니다. 그 이유는 시대가 변하면서 환자의 가치관도 크게 바뀌었기 때문입니다. 인공호흡 등으로 생명을 유지하더라도, 의사소통을 할 수 없게 된다거나 이전의 생활로 되돌아갈 수 없을 정도로 신체 능력이 떨어지는 경우가 생길 수 있습니다. 그 상황을 맞닥뜨린 환자들이 생명을 유지하는 것만으로는 의미가 없다고 느낄 수 있음은 쉽게 예측할 수 있습니다.

이처럼 환자의 가치관도 중요하기 때문에 환자에게 심폐소생술 시행 여부를 확인합니다. 소생술을 시행한 결과 인공호흡기에 의존해야 하는 상태가 되었다면, 제10장에서 말했듯이 인공호흡을 도중에 중단하기는 상당히 어렵습니다. 이런 상황을 원하지 않는 환자들은 의식이 있을 때 심폐소생술을 시행하지 않겠다는 의사 결정을 해야 합니다. 환자의 가치관을 따라 심폐소생술을 하지 않겠다고 결정한 경우를 심폐소생술 포기^{do not attempt resuscitation, DNAR}라고 표현합니다. 심폐소생술 포기는 의료 종사자와 환자 사이에서 의사 결정에 관한 전제 조건을 공유하는 문제입니다.[4] 행동경제학의 관점에서 본다면 심폐소생술을 포기하기로 결정하는 것은 심폐소생술을 시행하겠다는 지금까지의 기본값 설정을 시행하지 않겠다로 변경했다는 의미입니다.

4. 환자의 의사 결정: 사전지시가 해결책이 될 수 있을까?

앞에서 심폐소생술에 관한 의사 결정 내용을 설명했습니다. 여기에서는 심폐소생술을 '언제' 시행할지에 대해 생각해 봅시다. 이 장의 시작 부분에서 소개한 환자의 사례에서도 알 수 있듯이, 정말 상태가 나빠진 급성기에 심폐소생술을 시행할지 여부를 결정하기는 굉장히 어렵습니다. 이런 상황을 고려해서 심폐소생술에 관한 의사 결정을 급성기가 오기 전에 결정해 두는 방법도 있습니다. 제8장에서도 언급했던 사전지시와 사전돌봄 계획 등이 바로 그 방법입니다.

사전지시와 사전돌봄계획은 지금도 임상 현장에서 사용되는데, 이 두 방법 모두에서 나타나는 공통적인 과제는 실제 급성기에 맞닥뜨리게 되면 의사 결정이 바뀌는 경우가 많다는 점입니다. 이런 비합리적인 결정에는 행동경제학으로 설명할 수 있는 요소가 많습니다. "최근 친구가 인공호흡기에 의존하는 상태가 되었다."거나 "심장마사지로 갈비뼈가 골절됐다."는 얘기를 듣고 환자가 의사 결정을 바꾸는 행동은 가용성 휴리스틱의 전형적인 예입니다. 또 사전지시와 사전돌봄계획은 사전에 하는 의사 결정이므로 현재 편향의 영향을 받게 됩니다. 미래 시점에서 인공호흡기에 의존하는 상태의 효용과 현재 시점에서 구명 조치가 필요한 상태의 효용을 비교해서 의사 결정을 해야 하는 경우에는 현재 편향의 영향으로 합리적인 결정을 하지 못할 때가 많습니다.

특히 급성기에는 신속하게 의사 결정을 해야 하기 때문에, 경험 법칙과 휴리스틱스(현재 가지고 있는 정보만으로 하는 즉각적인 판단)도 큰 영향을 줍니다.[5] 심폐소생술을 하지 않겠다는 사전지시가 있었음에도 불구하고, 환자가 고통스러워하는 모습을 눈앞에서 본 가족들이 연명치료를 요청하면서 사전지시와는 방침이 달라지는 경우가 생깁니다. 이 역시 현재 편향의 영향으로 생기는 상황입니다. 사전 의사 결정을 한 시점과 급성기는 각각 '현재'가 다르기 때문에 의사 결정에서 반대 방향으로 작용한다는 점을 이해해야 합니다.

실제 의료 현장에서는 이 장에서 다루고 있는 것처럼 의학적으로 명확한 상황만 있는 것이 아닙니다. 여러분이 쉽게 이해할 수 있도록 여기에서는 심폐소생술의 시행 여부를 인공호흡 의존 상태 유무와 소생술 자체에 대한 효용이라는 간단한 의사 결정 모델로 살펴본 것입니다. 실제로는 인공호흡을 하기 위한 삽관에 실패하거나 다른 혈역학적 문제hemodynamic disorder, 나아가서는 심폐 정지의 원인 등에도 큰 영향을 받습니다. 환자는 완벽한 의료를 바라겠지만, 의료 현장에서 얻을 수 있는 정보의 이용에는 한계가 있기 때문에 이런 문제들이 발생하는 것이 현실입니다.

가족들은 환자의 병태가 '회복이 가능한지 아닌지'의 여부도 자주 궁금해합니다. 이 질문에는 선택을 연기하고 싶은 가족들의 희망이 숨어 있습니다. 지금의 의사 결정이 앞으로도 영향을 준다면 생각하고 싶지 않다는 의미입니다. 그러나 현실에서는 병태의 불확실성이 환자·가족의 예상보다 클 때가 많습니다. 이처럼 의료 종사자와 환자는 리스크를 인식하는 데 차이를 보입니다. 이런 개별 인자를 자세하게 생각하면 할수록 모델은 더 복잡하고 사용하기 어려워집니다. 이 장에서 이 모델의 문제점을 전부 설명하기에는 한계가 있기 때문에 먼저 간단한 상황에서 고찰했습니다.

지금의 임상 현장에서는 사전지시, 사전돌봄계획을 했던 사람이더라도, 응급 상황이 되면 결국 의료 종사자가 환자와 환자의 가족의 마음을 어느 정도 헤아려서 대응하는 실정입니다. 사전지시, 사전돌봄계획이 어느 정도의 역할은 하고 있지만 급성기 의사 결정과 동일시할 수는 없습니다. 하지만 급성기 의사 결정에는 보통 때보다 직관적으로 결정하는 경향이 있음을 기억해야 합니다.[6] 이상적으로는 의료 종사자가 사전에 미리 정한 의사 결정과 순간적인 판단이 필요한 급성기 의사 결정의 특징을 이해한 상태에서, 편향이 없도록 최대한 합리적인 노력을 기울여 의사 결정을 지원하는 것이 바람직합니다. 급성기라는 점을 감안했을 때, 최종 결정을 위해서는 의사 결정 요인에 대한 데이터를 어느 정도 수집한 다음 알고리즘을 구현하는 노력이 필요합니다. 각 시설에서 그런 알고리즘을 구축하고 검증해 나가야 합니다.

5. 급성기에 하는 의사 결정: 의료 종사자의 기분이 반영된다

급성기 의사 결정에서 의료 종사자가 주의해야 할 점에 대해 한번 생각해 봅시다. 자주 생기는 상황은 다음의 두 가지입니다.

사례 1. 만성 심부전과 만성 신부전으로 투석을 받는 93세 남성입니다. 명확한 사전지시는 확인되지 않았고, 입원을 반복하면서 환자 본인도 지친 상태입니다. 가족도 적극적인 치료는 그다지 원하지 않습니다. 현재 호흡곤란이 상당히 심하고, 산소포화도도 떨어져 있어서 의학적으로는 인공호흡관리가 필요한 상태입니다.

사례 2. 30세 여성으로, 과거에 앓았던 병은 특별히 없습니다. 며칠 전부터 감기를 앓았고 어제는 위염이 생겼다고 했습니다. 내원 당일에는 컨디션이 상당히 좋지 않았으며, 내원 당시의 혈압은 80/60mmHg, 심박동수 150bpm, 산소포화도 78%^{비재호흡} ^{마스크, 100% reservoir mask}였습니다. 가족은 현재 연락이 닿지 않습니다.

일반적으로 사례 1이라면 담당 의사는 "구명 조치를 하면 고통은 없어지겠지만 환자에게 부담이 됩니다. 그러니까 부담을 주지 않는 치료로 해 봅시다."라는 식으로 제안을 합니다. 사례 2라면 구명 조치라는 표현보다는 "응급 상황이라 인공호흡을 해서 호흡이 잘되도록 애써 봅시다."라고 하면서 사례 1과 똑같은 의료 행위이지만 상당히 다른 표현으로 제안하는 일이 많습니다.

일본어로는 애매한 표현인데, 사례 1에서는 부정적으로, 사례 2에서는 긍정적으로 표현했습니다. 이런 표현상의 차이는 제2장 제2절에 있는 프레이밍 효과에 해당하는 내용입니다. 의료 종사자는 환자의 의사 결정을 의사가 생각한 방향으로 어느 정도 유도할 수 있다는 점을 이해하고 있어야 합니다. 이런 경향은 급성기 의사 결정 과정에서 특히 자주 나타납니다.

의료 종사자와 환자가 의사 결정을 하는 상황(의료 면담)은 제4장에서 언급했던 가부장주의를 떠올리게 합니다. 가부장주의는 표현 그대로 부모가 아이에게 강제로 무언가를 하게 하거나 국가가 국민들에게 어느 정도 강제력을 적용하는 것과 비슷합니다. 의료 종사자 역시 무의식적으로 '권력'을 사용한다는 사실을 알아 두어야 합니다. 자신도 모르게 환자의 의사 결정을 유도하기 때문입니다. 이런 자유주의적 가부장주의 사고방식을 따르는 것은 적절한 의사 결정이 아닐 때가 많습니다. 사례 1과 사례 2의 설명은 모두 환자의 결정을 유도하는 표현 방식입니다. 물론 대부분의 의사는 임상 윤리 악행 금지의 원칙nonmalef-icence에 따라 환자의 마음을 헤아려서 이런 표현을 선택합니다. 그러나 현실적으로 어떤 선택에 우위성을 주지 않으면서 의사 결정을 위한 정보를 제공하기는 굉장히 어렵습니다.

예를 들어 의사가 "30% 이상 확률로 사망하고 50% 확률로 인공호흡관리에 의존하는 상태가 됩니다."라고 구체적인 확률을 들어 설명하더라도, 환자·가족은 좀처럼 이해하지 못합니다. 환자와 가족 측의 의학적인 지식이 부족한 탓이기도 하고 리스크에 대한 인식도 의사와 환자·가족이 차이를 보이기 때문입니다.

의료 종사자는 표현 방식에 관계없이 프레임이 환자·가족에게 영향을 준다는 사실을 꼭 알아 두어야 합니다. 이렇게 생각하면, 의료 종사자에게는 의료면담기술, 심리학, 윤리학은 물론, 행동경제학과 언어학의 소양도 필요합니다.

또 한 가지 주의해야 할 점은 제4장에서 말했듯이 뇌는 지나치게 많은 정보를 처리하지 못한다는 사실입니다. 의료 종사자는 선택지가 너무 많을 경우 환자가 적절한 선택을 할 수 없다는 점을 알아야 합니다.[7] 어느 정도 간단하게 정리된 선택지를 제안하면 환자도 더 쉽게 훌륭한 결정을 할 수 있을 뿐만 아니라 의료 종사자에게도 이점이 많습니다. 이런 측면에서도 어느 정도의 알고리즘이 마련되었으면 합니다.

6. 급성기를 대비하는 환자와 의사

마지막으로 순환기 영역의 또 다른 측면인 예방을 말하고자 합니다. 병이 되지 않도록 하는 행위를 예방이라고 하는데, 여기에는 병이 되는 것을 예방하는 1차 예방과 병의 재발을 예방하는 2차 예방이 있습니다. 암과 달리 순환기 영역(뇌졸중 포함)은 예방에 대한 연구가 상당히 진행되고 있는데,[8] 동맥경화 질환에 관한 20세기 중반의 프레이밍햄연구framingham heart study가 그 대표적인 예입니다. 의외로 비의료 종사자들 역시 예방 연구의 효과를 이미 잘 알고 있습니다. 대사증후군이라는 특수 용어나 고혈압이 좋지 않다는 사실 정도는 이제 누구나 알고 있는 수준입니다. 고혈압, 고지혈증, 당뇨병 외에도 흡연 등 생활 습관 개선이 질병을 예방한다는 사실 역시 누구나 알고 있는 지식일 겁니다.

생활 습관이 중요하다는 점에서, 이들 질환에 대한 대책에는 행동경제학적인 요소가 중요합니다. 지금까지 논의해 온 급성기의 의사 결정과 달리, 이 부분은 백신을 접종할 때의 의사 결정에 상당히 가깝습니다. 그러나 생활 습관을 개선하는 것은 백신처럼 1회 투여만으로 해결되지 않고, 지속적인 노력이 필요하다는 점에서 차이가 있습니다. 이 점이 생활습관병에서 큰 문제이기도 합니다.

생활습관병 문제는 논의 방향성이 암과 비교적 가깝기도 하기 때문에 지금까지 내용을 참고하면 됩니다. 먼저 흡연을 예로 들어서 살펴보겠습니다. 3년 전에 심근경색이 발병한 56세 중소기업 사장 사토 씨의 예입니다.

<u>의사</u>　사토 씨, 아직도 담배 피우십니까?

<u>사토 씨</u>　선생님, 담배는 못 끊겠어요.

<u>의사</u>　그러면 또 심근경색이나 뇌경색이 올 수 있습니다.

<u>사토 씨</u>　저는 가족에게 폐를 끼치기도 싫고, 잘 살다가 자는 듯이 죽으면 좋겠어요.

<u>의사</u>　담배를 끊어야 심근경색·뇌경색이 올 확률이 낮아집니다.

<u>사토 씨</u>　알고는 있는데, 지금은 전혀 아프지 않다니까요.

의료 현장에서는 이런 장면을 쉽게 마주할 수 있습니다. 독자 여러분 중에서도 담배를 다이어트나 중독성 있는 오락 정도로 생각하는 분이 있을 겁니다. 간접흡연에 대해서도 세간에서 다양한 논의가 있지만, 의료 현장에서는 일단 심근경색 발작이 있었던 환자라면 2차 예방을 위해 금연의 필요성을 스스로 이해하고 꼭 금연하라고 당부합니다. 이 의사 결정은 현재의 즐거움과 미래의 건강을 두고 하는 결정이기 때문에 제2장에서 논의

한 시간할인 즉, 미래의 건강을 지금 시점에서 어느 정도의 가치로 보는가 하는 문제이며, 행동경제학에서 말하는 현재 편향이 생기기 쉬운 상황입니다. 스스로 나쁜 생활 습관이라고 인식하면서도 그만두지 못한다고 해서 환자에게 악의가 있지는 않습니다. 그러나 의료 종사자 측은 본래 '개선이 가능'한 환자의 행동에 대해 초조함과 같은 부정적인 감정이 생기는 경우가 있습니다. 혈압, 체중 감소, 흡연 등 모든 인자를 고려해서 생활습관병이라고 말한 것은 정말 정확한 표현입니다. 생활 습관에서 행동 변화가 굉장히 중요합니다.

행동 변화에는 몇 가지 방법론이 있는데, 제5장에서 언급한 범이론적모델transtheoretical model을 참고하시면 좋겠습니다.[9]

현재 일본에서 체중 감량을 목적으로 하는 스포츠 짐sports gym인 라이잡RIZAP이 커미트먼트를 활용해 크게 성공했습니다. 이처럼 생활 습관을 형성하는 행동 변화에는 행동경제학적인 사고 방식이 효과적입니다. 그중에서 넛지가 가장 효과적일 것으로 기대됩니다. 이 분야에서 행동 변화를 유도하는 데 넛지를 어떻게 이용할 수 있을지 생각하면서, 의료 종사자와 환자가 함께 고민해 나가는 것이 중요합니다.

7. 의료 종사자가 꼭 알아야 할 사항

지금까지 급성기를 중심으로 의사 결정과 행동경제학의 관계, 그리고 생활습관병이라고 하는 만성기의 행동 변화까지 폭

넓게 살펴보았습니다. 현재 편향에 관한 내용도 많이 언급했는데, 특히 주어진 시간에도 큰 영향을 받습니다. 특히 급성기에서의 의사 결정이 얼마나 어려운지는 여러 번 말했습니다. 의료 종사자는 다음 두 가지를 인식하고 있어야 합니다.

첫째, 환자·가족은 다양한 인지 편향 때문에 합리적이지 못한 선택을 하기 쉽습니다. 따라서 의료 종사자는 환자·가족이 이해하기 쉬우면서도 효과적인, 적절한 정보 제공의 방법을 생각해 볼 필요가 있습니다. 여기에는 지식의 정도, 정보의 타당성과 적정한 양에도 주의를 기울여야 합니다. 둘째, 의료 종사자 자신도 모르게 자의적인 정보를 제공하기 때문에 의식적으로 어떤 정보를 제공하는지에 대해서도 고찰해 봐야 합니다. 정보 제공의 방법론에 대해서도 우리는 계속 공부해야 합니다.

미즈노 아츠시

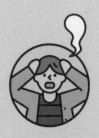

제12장

의사들의 진료 유형은
왜 서로 다를까?

이 장의 포인트

○ 의사가 언제나 합리적인 판단을 하지는 않는다.

○ 남성 의사보다 여성 의사가 지침을 더 준수하는 경향이 있다.

○ 여성 의사가 담당한 환자는 남성 의사가 담당한 환자에 비해 사망률이
　낮다.

1. 의사의 판단이 언제나 합리적인 것은 아니다

여성의사 새로 담당하게 된 타나카입니다. 잘 부탁드립니다.

남성환자 어? 여자 선생님이시네요? 남자분이 좋은데.

여성의사 환자분의 병은 제가 전문이라 경험이 많습니다. 그러니
　　　　까 안심하셔도 좋습니다. 지금까지 같은 질병의 환자를
　　　　많이 치료했고, 최신 의학 정보에 근거한 치료에도 유념
　　　　하고 있습니다.

남성환자 이전에 담당하셨던 남자 의사는 그 자리에서 척척 치료
　　　　방침을 결정해 주셔서 정말 믿음직했어요.

　의사가 되려면 수험 전쟁에서 이기고 의대에 진학해서 많은
의학 지식을 공부한 후에 국가시험에 합격해야 합니다. 거기에

다시 엄격한 수련 과정을 거친 다음에야 마침내 제몫을 할 수 있는 한 사람의 의사가 될 수 있습니다. 그런 의사라면 아마도 컴퓨터처럼 냉정하고 합리적으로 판단해서 환자에게 가장 알맞은 의료 서비스를 제공할 것 같은 이미지를 떠올리게 될 겁니다. 그러나 수많은 연구 결과에 따르면 반드시 그렇지는 않습니다. 의사 역시 인간이기 때문에 비합리적인 판단을 할 때가 종종 있습니다.

2003년, 엘리자베스 맥글린Elizabeth McGlynn 연구팀이 발표한 논문은 미국인들에게 의사의 진료를 좀 더 제대로 확인해야 하지 않는가 하는 생각을 하게 했습니다. 연구팀은 여러 명의 의사에게 미국 병원의 의료 기록을 면밀히 확인하게 해서, 환자에게 적절한 의료 행위를 시행한 비율이 얼마나 되는지를 조사했습니다. 이 연구의 결과에 따르면, 지침에서 권장하는 적절한 의료 서비스를 받은 환자의 비율은 겨우 55%에 불과했습니다.[1] 사람들은 이 연구 결과에 큰 충격을 받았습니다.

최근에도 다시 비슷한 연구가 미국에서 시행되었지만 결과에는 별 차이가 없었습니다. 지난 10년 동안 상황은 그다지 개선되지 않았던 것입니다.[2] 일본에서 시행된 유사한 연구에서도 결과는 비슷했는데, 위암 치료에서 환자가 적절한 치료를 제공받은 확률은 68%에 불과했습니다.[3] 아무래도 의사는 컴퓨터처럼 높은 정밀도로 최적의 의료를 제공하는 것은 아닌 듯합니다.

최근 들어 의사의 진료 유형에 큰 차이가 있다는 사실이 널리 알려졌습니다. 필자들의 연구에서도 환자가 입원했을 때 청

구된 의료비에 차이가 있었는데, 같은 병원에서 근무하는 의사들 사이에서 생긴 차이가 각각의 병원 사이에서 생긴 차이보다 더 큰 것으로 밝혀졌습니다.[4] 의료비가 올라가느냐 내려가느냐는 진료를 받는 병원보다는 진료하는 의사에 좌우된다는 말입니다. 그런데도 환자의 사망률은 의료비가 비싼 의사(검사 오더를 많이 내는 의사)와 싼 의사 사이에 차이가 없었습니다.

2. 여성 의사가 담당하는 환자의 사망률이 낮다

필자들이 실시한 다른 연구에서는, 내과 질환으로 입원한 경우 여성 의사가 담당한 환자의 사망률이 남성 의사가 담당한 환자의 사망률보다 낮은 것으로 밝혀졌습니다.[5] 미국의 연구에서는 2011~2014년에 병원에 긴급입원(예정입원 제외)한 65세 이상 노인의 자료(약 130만 건)를 분석했습니다. 환자의 중증도와 의사의 기타 요인(나이, 출신 대학 등)의 영향을 배제한 상태에서, 같은 병원에 근무하는 남성 의사와 여성 의사를 비교했습니다. 그 결과, 담당 의사가 남성인 경우 환자가 입원일로부터 30일 이내에 사망할 확률이 11.5%였던 반면, 담당 의사가 여성인 경우에는 환자의 사망률이 11.1%로, 통계적으로 우연과 오차로는 설명할 수 없는 정도로 낮았습니다.

자료에서 환자의 중증도에 의한 영향을 최대한 배제했지만, 배제하지 못한 차이가 있었을 가능성도 있습니다. 그 가능성을 검토하기 위해 필자들은 '입원담당전문의hospitalist'라고 불리는

내과 의사에 주목했습니다. 입원담당전문의는 미국에서 1990
년대부터 급속하게 늘어나고 있는 비교적 새로운 전문 과목으
로, 외래 진료는 하지 않고 입원 환자만 진료하는 내과 의사입
니다. 일반적으로 입원담당전문의는 교대 근무를 하기 때문에
담당 의사가 누가 될 것인지는 환자가 언제 긴급 입원하는지에
따라 결정됩니다. 따라서 남·여 입원담당전문의를 비교하면 환
자의 중증도 차이에 따른 영향을 보다 확실하게 배제할 수 있을
것입니다.

그 결과를 보면, 남성 입원담당전문의가 담당한 환자의 사망
률이 11.2%인 반면, 여성 입원담당전문의가 담당한 환자의 사
망률은 10.8%였습니다. 역시 여성 의사가 담당한 환자들의 사
망률이 크게 낮다는 결과를 얻을 수 있었습니다.

사망률의 차이가 0.4%라고 하면 '너무 작아서 오차 범위 안
쪽이 아닐까?'라고 생각하는 사람도 있을 겁니다. 그러나 이
연구에서는 100만 명 이상의 자료를 사용했기 때문에, 의사의
성별에 따른 차이를 굉장히 정확하게 평가할 수 있습니다. 이
0.4%의 차이는 오차로는 설명할 수 없는 큰 차이입니다.

차이가 너무 작기 때문에 임상적으로 의미 있는 차이인지도
궁금할 수 있습니다. 사실 이 0.4% 사망률의 차이는 미국에서
조사한 지난 10년간 65세 이상 노인의 사망률 저하와 거의 같
은 정도의 수치입니다.[6] 이 기간 동안 신약 및 의료 기술이 개발
되었고, 병원에서는 의료 안전에 많은 노력을 기울였습니다. 이
모든 노력을 기울여서 개선한 정도와 남·여 의사가 담당하는

그림 12-1 · 남성 의사와 여성 의사가 담당하는 환자의 사망률 차이

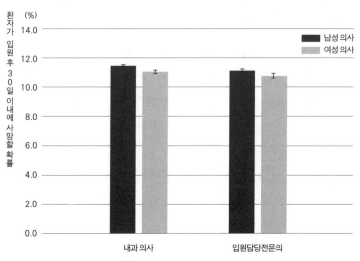

(출처) Tsugawa, 2017.

환자의 사망률 차이가 거의 같은 수준인 것입니다. 임상적으로도 결코 작은 차이가 아니라고 말할 수 있습니다.

사실 과거의 연구에서 여성 의사가 남성 의사보다 지침에 따른 치료를 하고,[7] 보다 환자 중심의 의료 서비스를 제공한다는 보고가 있었습니다.[8] 이 같은 의사의 성별에 따른 진료 유형 차이는 지금까지 알려져 있었지만, 이번 필자들의 연구를 통해 단순한 차이가 아니라 환자의 생사에 영향을 줄 정도로 큰 문제라는 점이 밝혀졌습니다.

남성 의사와 여성 의사의 진료 유형이 다른 이유는 도대체

무엇일까요? 의학적인 판단은 확실한 과학적 근거에 바탕을 둔 경우가 많기 때문에 의사의 성별에 좌우되지는 않습니다. 그렇다고 의대생과 수련의일 때 받은 교육 내용이 의사의 성별에 따라 다른 것도 아닙니다. 따라서 남·여 의사에서 나타나는 진료 유형의 차이는 더 근본적인 차이에서 비롯될 가능성이 높습니다.

의학이 아닌 영역으로 눈을 돌려보면, 흥미로운 사실을 알 수 있습니다. 주식 투자에서 남성과 여성은 리스크에 대응하는 태도가 다르다고 합니다.[9] 주식 투자의 유형을 보면 여성은 리스크 회피적인 성향인데 반해서 남성은 자신 과잉 성향을 보였습니다. 일본의 도박장에서도 비슷한 경향을 확인할 수 있는데, 도박장의 손님 역시 여성에 비해 남성이 더 많습니다. 여성 의사가 지침에 더 충실한 의료 행위를 하고, 환자의 이야기를 제대로 듣는 이유는 여성이 리스크 회피적인 성향이어서 의료의 불확실성을 낮추려 하기 때문일 것입니다.

의료는 큰 불확실성을 동반합니다. 수술을 받아도 확실히 치료될지 알 수 없으며, 언제나 예상과 다른 결과가 나올 리스크가 있습니다. 의사는 이런 환경에서 계속 의사 결정을 하고 있기 때문에 리스크에 대한 선호에 따라 진료 유형이 다를 수밖에 없습니다.

의사가 아닌 일반인일 경우, 리스크 회피 경향에서 남녀의 차이가 없다는 연구 결과와 여성이 리스크 회피형이라는 연구 결과가 혼재하고 있습니다. 그러나 흥미롭게도 남성이 리스크

회피형이라는 연구 결과는 거의 전무합니다. 여성이 리스크 회피형이라는 사실을 이해한다면, 여성 의사가 지침을 준수하고 환자의 이야기를 차분히 듣는 성향이라는 점 역시 분명해집니다.

3. 넛지로 의사의 진료 행동을 개선시킨다

이전까지 행동경제학은 환자의 행동을 개선할 목적으로 연구를 진행해 왔는데, 최근 몇 년간 관찰한 결과, 의사의 진료 행동을 개선하는 데에도 유용할 수 있다는 생각을 하게 되었습니다.

최근에는 '넛지'를 활용해서 의사가 보다 적절한 진료 유형을 익힐 수 있도록 하려는 움직임이 있습니다. 감기는 바이러스 감염이 원인이기 때문에 항생제가 듣지 않습니다. 그러나 원하는 환자가 종종 있는 탓에 감기에 항생제를 처방하는 의사도 많습니다.

미국의 연구자들은 이런 부적절한 처방을 줄이기 위해 몇 가지의 넛지를 이용한 무작위 비교 시험을 실시했습니다. 전자의무기록에서 항생제를 감기에 처방하려면 정당한 이유를 설명란에 적고 그것을 동료도 읽을 수 있도록 했더니accountable justification 항생제 처방이 대조군에 비해 7.0% 감소했습니다.[10] 마찬가지로 우수한 동료(감기에 대한 항생제 처방률이 낮은 의사)에 비해 어느 정도 항생제를 처방하고 있는지 이메일로 정보를 제공peer compari-

그림 12-2 · 감기에 대한 의사의 항생제 처방 추이

A. 처방의 정당성을 설명란에 기재

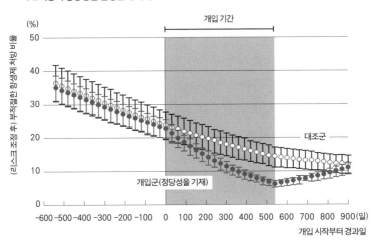

B. 처방률을 동료와 비교

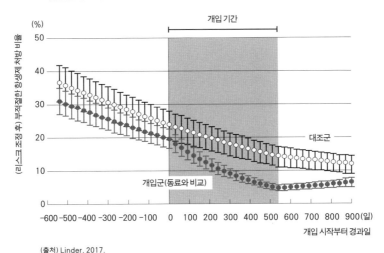

(출처) Linder, 2017.

son하도록 했더니 부적절한 항생제 처방이 5.2% 감소했습니다.

일본에서도 의사에게 넛지를 사용한 예가 있습니다. 후생노동성은 복제 약품generic drugs(원제품과 동일한 효과와 품질이지만 가격이 저렴한 편)의 사용을 촉진하기 위해 2008년에 처방전의 양식을 변경했습니다. 바뀐 처방전에서는 의사가 처방전에서 복제 약품의 대체 조제를 허락하지 않는 경우에는 '복제 약품으로 대체 조제 불가'란에 서명을 하도록 했습니다. 그때까지는 기본값이 신약의 사용이었지만, 기본값을 복제 약품 사용으로 변경한 것입니다.

그러나 넛지의 개입을 중단하면 원래대로 돌아간다는 사실이 후속 연구에서 밝혀졌습니다(그림 12-2). 중장기적인 효과를 얻기 위해서는 넛지를 시스템에 통합할 필요가 있다고 생각합니다.[11]

행동경제학을 의사의 진료 행동에 적용하는 일은 세계적으로도 아직 초기 단계이기 때문에 앞으로의 연구 결과가 기대됩니다.

츠가와 유스케

제13장

타인을 배려하는 사람이
간호사에 더 어울릴까?

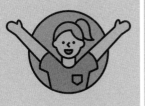

이 장의 포인트

○ 타인을 배려하는 마음이 강한 사람일수록 간호사에 어울린다고 말할 수는
   없다.

○ 환자의 기쁨을 자신의 기쁨으로 여기는 간호사일수록 번아웃되기 쉽다.

○ 그런 특성을 가진 간호사는 수면제나 안정제, 항우울제를 달고 살기 쉽다.

1. 간호사의 이타성

간호사A   그러고 보니, 완화의료 병동 담당인 C 씨가 요즘 안 보이
      던데, 어떻게 된 거야?

간호사B   실은 정신적으로 너무 힘들다고 지난달부터 쉬고 있어.

간호사A   그렇구나. 마음씨가 곱고, 무엇보다 완화의료 일을 열심
      히 하고 싶다고 했는데……. 본인도 아쉽겠네.

간호사B   환자를 보살피려고 너무 애썼던 걸지도 모르겠어. 환자
      한테 심하게 집중한다든지, 환자가 하는 얘기를 듣느라
      다른 일을 놓칠 때가 많았다고 그러더라고. 같은 팀 사람
      들하고도 마찰이 자주 있었던 거 같아.

많은 사람들이 배려심 있는 사람이 간호사에 어울린다고 생

각할 겁니다. 행동경제학 개념 중에 배려심에 가까운 개념은 이 타성입니다. 이타성은 다른 사람의 기쁨을 자신의 기쁨처럼 여기고, 타인을 돕는 행위 자체에서 기쁨을 느끼는 성향을 말합니다. 당연히 배려심이 강한 간호사일수록 환자의 입장에서 더 친절하게 간호해 줄 거라고 생각합니다.

간호학교처럼 간호사를 육성하는 기관에서도 간호사는 이타적인 사람이어야 한다는 가치관을 가진 듯합니다. 입학 안내서를 들여다보면, 교육 방침을 '상호 존중과 이타의 정신에 따라 행동하는 간호사를 육성한다.'고 밝힌 곳이 많습니다.

그러나 시작 부분의 대화처럼, 현장의 간호사들은 '이타적인 사람은 버텨 낼 수 없다고 생각한다.'는 취지의 말을 자주 합니다. 그들이 취직할 때 동기 중에 이타성이 강해 보이는 사람이 있었는데, 환자에 대한 애착이 너무 강해서 그랬는지 피폐해져서 일찍 그만두었다고 합니다.

채용 담당자도 면접에서 환자의 마음만 배려하려는 사람을 만나면 조금 주의한다고 말합니다. 그 사람들 중에는 병원의 규칙과 간호 업무의 범위를 잘 설명하지 못한다거나, 밉상인 환자에게는 필요한 대응과 조치를 해 주지 않는 경우가 있었다고 합니다.

정말 이타적인 사람이 간호사에 더 잘 어울릴까요? 저자들의 연구팀은 간호사를 대상으로 실시한 설문 조사 자료를 분석해서, 이타적인 간호사 특히, 순수한 이타성이라고 할 만한 이타성을 가진 간호사가 실제로는 심리적으로 번아웃되기 쉽다는 사실을 밝혔습니다.[1] 번아웃은 오랜 기간 대처할 수 없을 정도로 과도한 스트레스를 받았을 때 의욕이 떨어지고 지치는 증상을 의미합니다. '소진증후군'이라고도 불리는데, 이 증상이 강한 간호사가 쉽게 이직한다는 사실은 잘 알려져 있습니다. 이타성을 가진 간호사가 정말 번아웃되기 쉽다면, '이타적인 사람이 간호사에 어울린다.'는 통설에 물음표를 던져 볼 필요가 있습니다.

제2장에서 설명했듯이, 행동경제학에서는 순수한 이타성은 이타적인 특성의 하나입니다. 샌디에고 캘리포니아대학의 제임스 안드레오니James Andreoni는 이타성을 순수한 이타성pure altruism과 온정적 이타성warm-glow이라는 두 종류로 설명했습니다.[2] 순수하게 이타적인 사람은 남의 기쁨을 자신의 기쁨으로 여기고 타인의 슬픔을 자신의 슬픔으로 여기는 것처럼 공감 능력이 풍부한 사람을 말합니다. 이 유형의 이타성을 가진 간호사는 간호 행위를 해서 환자의 고통이 누그러지는 데서 기쁨을 느낍니다. 한편, 온정적 이타성을 가진 사람은 간호 행위를 하고 있는 자신의 모습을 좋아하며, 간호 행위 자체에서 자신의 기쁨을 찾습니다. 이 유형의 이타성을 가진 간호사의 기쁨은 환자의 상태가 좋아지거나 나빠지는 데 영향을 받지 않습니다.

왜 순수하게 이타적인 간호사는 번아웃되기 쉬울까요? 순수하게 이타적인 간호사는 환자의 기쁨을 자신의 기쁨으로 여기고 환자의 슬픔을 자신의 슬픔으로 여깁니다. 그래서 환자의 죽음이나 증상이 악화된 상황에 직면했을 때, 환자의 상태와 연동

해서 간호사 자신의 심리 상태도 함께 악화되는 것이 아닐까 합니다. 해외 연구에 따르면, 이타적인 간호사일수록 의료 서비스가 부족한 시골 병원에 취직하는 경향이 있다고 합니다.[3] 그런 노동환경이 간호사의 심리 상태에 영향을 줄 가능성도 있습니다.

2. 간호사의 번아웃

간호사의 이직률은 만성적으로 높아서, 의료 현장에서 간호사의 인력 부족은 사회적인 문제가 되고 있습니다. 번아웃은 간호사의 이직에 깊은 관계가 있기 때문에, 간호사의 번아웃 정도와 원인을 조사하는 연구가 오래전부터 진행되어 왔습니다.

현재 간호사가 번아웃될 리스크는 어느 정도인지 어떻게 알 수 있을까요? 이를 알기 위해서는 쿠보 마사토·타오 마사오가 간호사의 번아웃 수준 측정을 위해 일본 전용으로 개발한 '일어판 번아웃 척도'를 많이 사용합니다.[4] 설문 조사에는 "이제 이런 일은 그만두고 싶다는 생각이 든다.", "자신을 잊어버릴 정도로 일에 열중한다."와 같은 17개 항목이 있고, 간호사에게 각각의 항목과 비슷한 상황이 최근 얼마나 자주 있었는지 답하도록 합니다. 답변을 바탕으로, 심리적인 피로감과 허탈감이 심각함을 보여 주는 '감정적 소모감', 환자의 개인차와 인격을 무시하고 기계적으로 대응하는 경향을 나타내는 '탈인격화', 자기효능감의 크기를 나타내는 '개인적 성취감', 이렇게 세 가지 번아웃 지표를 만듭니다. 이 중에서 감정적 소모감이 번아웃의 핵심 증상

으로, 감정적 소모감이 심각해질수록 탈인격화가 진행되면서 개인적 성취감이 감퇴된다고 알려져 있습니다.[5]

과거의 사회학·심리학·뇌과학 분야에서 실시된 연구에서도 저자들의 연구 결과와 비슷한 내용을 찾을 수 있습니다. '다른 사람을 돕고 싶어서', '좋은 일을 한다는 것은 중요하니까'라는 식으로 다른 사람을 배려하는 마음이 동기가 되어 간호사가 된 사람일수록 번아웃되기 쉽습니다.[6] 그리고 환자의 감정 변화가 자신에게도 전염되거나 환자의 고통을 상상하는 경향이 강한 간호사일수록 쉽게 번아웃된다고 합니다.[7] 또한 뇌과학 연구를 통해 사람의 공감 능력에 관계되는 뇌내활동과 번아웃의 심각성 사이에는 강한 상관관계가 있다는 사실이 밝혀졌습니다.[8] 이런 연구 결과들은 다른 사람의 기쁨을 자신의 기쁨으로 여기는 간호사일수록 번아웃되기 쉽다는 저자들의 연구 결과와 공통되는 부분이 많습니다.

3. 간호사의 이타성과 번아웃의 관계

저자들은 일본의 의료 기관에 근무하는 간호사를 대상으로 설문 조사를 실시(2016년 3월 9일 현재)하고, 501명의 답변 자료를 분석했습니다. 설문 조사에는 '일어판 번아웃 척도'의 질문과 함께 행동경제학 이론에 기초한 실험적인 질문도 사용했습니다. 그리고 답변을 통해 간호사가 순수한 이타성을 가지고 있는지, 온정적 이타성을 가지고 있는지, 아니면 하나도 가지고 있지 않은지를 구별했습니다.

일반인에 비해 간호사 집단에서 다른 사람의 기쁨을 자신의 기쁨으로 여기는 유형이 더 많은 듯합니다. 표 13-1을 보면 일반인보다 간호사 집단에서 순수한 이타성을 가진 사람의 비율이 더 높다는 사실을 알 수 있습니다. 반대로 온정적 이타성을 가진 사람의 비율은 간호사 집단에서 더 낮았습니다.

그림 13-1을 보면, 순수한 이타성을 가진 간호사가 어떤 이타성도 가지고 있지 않은 간호사에 비해 번아웃 지표가 높다는 것을 알 수 있습니다. 다른 요인이 미치는 영향을 통계적으로 제어한 상태에서 이타성과 번아웃 지표의 관계를 분석해 보면, 순수하게 이타적인 간호사들 사이에서 심리적인 피로감과 허탈감을 나타내는 감정적 소모감 지표가 특히 높았습니다. 이타성이 없는 간호사의 감정적 소모감 지표는 13.86이었지만 순수하게 이타적인 간호사의 지표는 그보다 1.33이 큰, 15.19였습니다. 온정적 이타성을 가진 간호사들 역시 같은 경향이 있었

표 13-1 · 이타성의 비율

N: number(수)

	간호사 N=501	일반인 N=2000
순수한 이타성	27.9%	19.0%
온정적 이타성	52.9%	65.3%
이타성 없음	19.2%	15.8%

(주) 일반인의 데이터는 사사키 연구팀이 2016년 3월에 실시한 설문 조사를 통해 얻었다.
(출처) 사사키 연구팀 외 설문 조사(2016)를 바탕으로 필자가 작성.

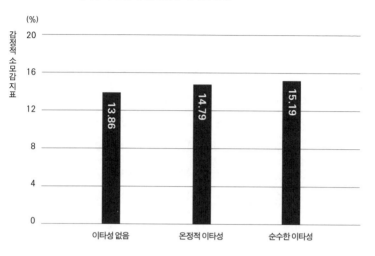

그림 13-1 · 이타성의 종류가 번아웃에 미치는 영향

(%)

감정적 소모감지표

이타성 없음 13.86
온정적 이타성 14.79
순수한 이타성 15.19

(출처) 사사키 연구팀 설문 조사(2016)를 바탕으로 필자가 작성.

지만 순수한 이타성을 가진 간호사와 비교한다면 분명하지 않았습니다.

순수하게 이타적인 간호사가 이타성이 없는 간호사에 비해 수면제와 신경안정제, 항우울제를 달고 살 가능성이 높다는 결과를 발견하고 저자들은 깜짝 놀랐습니다. 한편, 두통약과 위장약을 일상적으로 복용하는 것과는 특별한 관계가 나타나지 않았습니다. 감정적인 소모가 원인이 되어 정신적으로 불안정해지기도 하고, 우울증이 생기기도 하면서, 수면제와 신경안정제, 항우울제를 달고 사는 결과로 이어졌을 것입니다.

4. 의료 현장에서의 응용

이타적인 사람이 간호사로 더 어울리지 않을까요? 지금까지의 경제학 연구 중에도, 의료 현장이라면 이타적인 간호사가 잘 맞을 거라는 가능성을 말하는 연구가 있습니다.[9] 기술 수준이 높은 직군의 임금과 비교하면 간호사의 임금이 낮다고 합니다. 경제학에서는 일반적으로 임금이 낮으면 그 임금이라도 일을 할 수밖에 없는 미숙한 사람들만 그 일을 한다고 생각합니다. 그러나 이타성과 사명감을 가진 간호사라면 의료 현장에서 일하는 것에 보람을 느끼기 때문에 원하는 임금이 낮더라도 취업을 선택하고, 자신이 받고 있는 임금보다 높은 수준의 간호를 한다고 생각됩니다. 간호사의 임금이 지금까지 좀처럼 인상되지 않았다는 점을 감안한다면, 우리가 받는 양질의 간호 서비스는 간호사들의 이타적인 성향에 의존하고 있는 셈입니다.

그러나 저자들의 연구 결과는 그 상황에 경종을 울리고 있습니다. 만약 순수하게 이타적인 간호사가 번아웃되기 쉽다면, 계속해서 같은 부서에서 근무하는 것은 간호사 본인에게도 바람직하지 않을 뿐만 아니라 그들을 고용한 의료 기관에서도 피해야 하는 일입니다. 인사 담당자는 간호사가 어떤 종류의 이타성을 가지고 있는지 파악해 둘 필요가 있습니다. 그리고 간호사들이 번아웃될 리스크를 살펴서 환자와 의사소통하는 일이 적은 부서로 배치하거나 증상이 악화되지 않을 환자와 접촉하는 부서에 배치하는 등의 대응이 필요합니다. 장기적인 관점에서는 순수하게 이타적인 간호사라고 하더라도 번아웃되지 않도록 스스로 관리할 수 있는 능력을 길러 주는 연수와 프로그램을 개발해서 간호사들에게 적용하는 것이 중요합니다.

사사키 슈사쿠

행동경제학을 배운 완화의료 의사
사전돌봄계획의 관점에서

모리타 타츠야

A 갑자기 상태가 나빠졌을 때, 구급차를 부를지 어쩔지 정
하지 않아도 괜찮아요?

B 좀 곤란한 질문입니다만, 만약 통원을 할 수 없게 된다면
어떻게 하실 건가요? 입원을 할지 왕진 선생님을 부를
지……. 이 근처에 호스피스가 있지 않습니까? 거기에 예
약을 해 둔다든지에 대해 생각하고 계신가요?

A는 필자가 본가에 들렀을 때 어머니를 집에서 간호하고 있
던 아버지에게 했던 말이고, B는 완화의료 의사로 일하면서 환
자에게 자주 묻는 말입니다. 이 질문에 대한 대답은 대부분 별
로 신통치 않습니다. "그것 참 좋은 얘기 들었군요."라며 기뻐해
주는 사람은 많지 않지요.

별소리를 다 듣겠네. 그런 건 아직 생각하지 않아
도 괜찮아.

이런, 기다리는 사람이 많다니 빨리 신청해야겠
네요. 뭐, 이번에 천천히 생각해 보겠습니다(의사
와 환자의 관계이기 때문에 정중하게 대답하고 있을 뿐,
본심은 아버지와 똑같을 것임.).

의료 업계에서는 요즘 사전돌봄계획의 중요성이 화제가 되
고 있습니다. 원래 사전돌봄계획의 취지는 스스로 의사표시를
할 수 없게 된 경우에도 원했던 대로 치료를 받을 수 있도록 한
다는 데 있습니다. 인공호흡이나 심폐소생술 등 종말기의 연명
치료를 염두에 두고 있지만, 최근에는 조금 더 폭이 넓어져서
의학적인 치료뿐만 아니라 삶의 전반을 목표로 합니다. 그렇게
되면 이른바 '슈카스終活, 죽음을 준비하는 활동'에 가까워지는데, 최후의
일을 대비한다는 것은 결국 지금 무엇을 할 것인가에 대해 생각
하는 것과 같습니다.

사전돌봄계획이 논의의 대상이 된다는 말은 전혀 확산되지
않았다는 의미입니다. 사회적으로는 사전돌봄계획을 추진하기
위한 제도와 법률이 마련되었고(법률로 정하지 않으면 인간은 당연
히 그렇게 하지 않는다는 뜻이기도 함.), 임상에서는 환자에게만 혹은
의사에게만 작용하는 개입이 아니라 환자, 의사, 가족, 간호사
모두에게 동시에 작용하는 다방면 개입이 모델화되어 있습니
다. 그렇게라도 하지 않으면 저절로 보급되지 않습니다.

합리적으로 생각하면 시간 여유가 있을 때 미리 주위 사람들과 함께 생각해서 의견을 제시해 두는 편이 좋은 것은 당연합니다. 긴급 상황에 대한 이야기를 해 둔 적이 없다면 의사는 '어째서 미리 서로 대화하지 않은 거야?' 하며 당황하게 됩니다. 객관적으로 남은 시간을 예상해 보면서 조바심도 나고 분노에 가까운 감정이 생기기도 하겠지요.

그러나 이 책에서 보여 준 것처럼 사전돌봄계획을 세우면서 볼 수 있는 미루기는 사람들이 보편적으로 하는 행동입니다. 필자 역시 나름 유언을 써 두기는 했지만, 정말 유언이 효력을 발휘하는 데 필요한 절차는 미룬 상태입니다. '원래 미래의 의사결정은 미루는 것이다.'라고 하면 너무 노골적일까요?

이 책에서 밝힌 대로 행동경제학은 인간이라는 존재가 가지고 있는 생각의 습성을 가르쳐 줍니다. 행동경제학 지식의 대부분은 임상에 응용할 수 있으며, 현재의 현상을 '훌륭하게' 설명합니다. 필자는 우리가 '여기에서 어디로 가면 좋을까?' 하고 계획을 세우는 데 관심이 있습니다. 이 관심이 사전돌봄계획을 세우는 데 있어 어떤 과제를 내포할까요?

1. 사전돌봄계획에서는 미래의 자신이 바라는 것을 현재에 명시해야 합니다. 하지만 원래 사람은 미래의 바람을 정확하게 예측할 수 없습니다. '병으로 자리에 눕게 되면 연명치료는 받고 싶지 않다.'고 희망한 사람도 실제로 와병 상태가 되고 보면 삶의 질이 그 정도로 나쁘지는 않다고 생각합니다. 이런 현상은 행동경제학에서 투영 편향projection bias이라고 부르는 것에 가깝습

니다. 투영 편향은 지금 현재의 상황을 미래에 과도하게 투영해서, 미래를 정확하게 예측할 수 없다는 편향입니다.

배가 부를 때 저녁거리를 사러 슈퍼마켓에 가면 조금 구입하지만, 배가 고플 때 사러 가면 지나치게 많이 사게 됩니다. 지금 내 배가 부르거나 고픈 상황이 저녁밥의 양과는 아무런 관계가 없는데도, 현재의 상황을 미래의 상황에 그대로 대응시키는 것입니다.

더운 날에는 오픈카와 수영장이 있는 집이 평소보다 많이 팔린다는 미국의 연구도 있습니다. 그날이 더웠기 때문에 무의식 중에 앞으로도 더운 날이 계속될 거라 믿는 것입니다. 사전돌봄 계획의 경우라면 지금의 생각이 미래에도 계속될 거라고 생각하는 식입니다.

사람은 지금 보이지 않는 것에서 미래 가치를 찾아낼 수 있습니다. "아침 햇살을 받는 것만으로 이렇게 기분이 좋을지 몰랐다.", "물을 한껏 마실 수 있다는 것이 이렇게 기쁜 일인지 알지 못했다." 등은 자주 듣는 말입니다. 사전돌봄계획에서 미래의 선택을 섣부르게 결정했다가 '과거에 희망했지만, 지금은 원하지 않는' 치료를 받는 건 아닌지 걱정하기도 합니다. 하지만 사전돌봄계획은 논의의 과정이며, 결정한 사항을 그대로 실행해야 하는 것은 아닙니다. 물론 희망하는 사항이 구체적으로 써져 있다면 의사 결정이 상당히 앞당겨지는 것은 틀림없습니다.

2. 사회의 가치와 개인의 가치가 지니는 관점이 다를 수 있다는 점입니다. 자유주의적 가부장주의에 기초해 유도한다는 의

미는, 사회가 바람직하다고 생각하는 방향으로 사람의 행동을 이끌어서 행복을 구축한다는 생각입니다. 연금 자산을 늘리기 위해 성인이 되었을 때부터 개인형 퇴직연금^{iDeCo}을 적립하도록 유도하는 것은 사회적으로는 (틀림없이) 선입니다.

하지만 성인이 되어 적립을 하기 시작한 사람의 일부는 30대에 사망합니다(필자의 일상에서 30대 '종말기 암 환자'를 만나는 일은 드물지 않음.). 기업연금이 없는 회사원이 22세부터 15년간 빠지지 않고 개인형 퇴직연금을 적립하면 4000만 원 정도가 되는데, 30대에 죽는다면 필자는 그 4000만 원을 다른 곳에 쓰고 싶었을 겁니다. 그러나 일단 개인형 퇴직연금으로 적립한 돈은 현금으로 인출할 수 없습니다.

마찬가지로 사전돌봄계획의 진행이 사회 전체적으로는 좋은 일이라고 생각하지만, 한편으로 '3일 후의 일도 생각하고 싶지 않아.', '나에게 내일은 없어.', '오늘만 살래.'라고 하는 삶의 방식에 동경과 멋을 느끼기도 합니다. 사회적으로 좋은 것과 일부 개인에게 좋은 것이 일치하지 않는 상황은 가치관의 문제이기 때문에 어쩔 수 없습니다.

행동경제학은 지금까지 의료 현장에서 부족했던 다양한 시각을 제공해 줍니다. '행동경제학과 사전돌봄계획의 미래가 어떻게 전개되는가.'라는 문제에 대해 이 책이 임상과 연구의 두 측면에서 좋은 계기가 될 수 있기를 바랍니다.

의료 현장의 행동경제학에 이르는 길

히라이 케이

히라이   2014년 11월에 개최되는 '일본행동의학회'에서 '암 의료
에서 의사 결정 연구의 필요성과 가능성'이라는 심포지
엄을 하고 싶은데, 행동경제학의 관점에서 지정 토론을
부탁드려도 될까요?

오타케   좋아요.

당시 나는 오사카대학 본부 기획계에서 일을 하고 있었습니
다. 대학 업무에 대해 여러 가지 상담을 해 주시던 오사카대학
이사 겸 부학장이었던 오타케 씨의 사무실에서, 오타케 씨에게
위의 이야기를 하고 행사를 맡았던 일이 계기가 되어 이 책 『왜
환자들은 기적에만 매달릴까?』를 출판하기에 이르렀습니다.

이 심포지엄의 압권은 이 책의 저자이기도 한 오가와 아사오
씨, 이시카와 요시키 씨, 시오자키 마리코 씨가 토론 참가자로

서, 이 책의 내용이기도 한 각각의 주제에 대해 발표를 하고 그 얘기를 들은 오타케 씨가 코멘트를 한 장면입니다. '의료는 합리성을 전제로 합니다.'라는 오타케 씨의 말씀이『왜 환자들은 기적에만 매달릴까?』의 필요성을 결정지은 한마디였다고 생각합니다. 이 심포지엄에서 가장 즐거웠던 사람은 청중이자 기획자인 저 자신이었습니다.

그 후, 오사카대학 사회경제연구소 공동이용·공동연구거점의 연구 조성, 2016년부터는 산토리문화재단의 '인문·사회과학에 관한 학제적 그룹연구 조성', 2018년부터는 오사카대학 사회솔루션이니셔티브SSI의 지원을 받아 책 내용과 관련된 다각적인 논의를 할 수 있었고 마침내 이 책으로 정리할 수 있었습니다. 특히 출판에 대해 논의할 때 보조금을 사용할 수 있도록 해 주신 산토리문화재단에 크게 감사드립니다.

원래 책에 기재한 암 검진 수진율 향상을 위한 후생노동성의 연구 프로젝트에 참가했을 때부터, 저는 이 행동경제학적인 접근에 빠르게 친숙해졌습니다. 그때는 의료 현장에서의 의사 결정과 행동 변화를 어디까지나 심리학자로서 파악하고 있었습니다. 그리고 그 행동경제학적 구조와 방법을 '어느 정도' 이해할 수 있게 된 것은 후생노동성의 프로젝트를 시작으로 해서 이 책의 집필을 끝마쳤을 때가 아닐까 합니다.

아직 배울 게 많지만, 이 책의 출간을 계기로 의료 현장의 과제 해결을 위해 보다 구체적으로 행동경제학적인 생각과 방법을 활용해 보고 싶습니다. 그러기 위해서 분야에 구애받지 않고

더 많은 임상가·실천가와 연구자들이 토론할 수 있는 기회를
만들어 나가고 싶습니다.

일생일대의 순간을 마주할
사람들을 위해

이원천

우리의 인생은 당황스러운 첫 경험들의 연속입니다. 뭐부터 해야 할지, 어떻게 해야 할지 전혀 감이 오지 않는 아찔한 순간들 말입니다. 의료 즉, 건강과 질병에 관한 문제는 특히나 더 그런 것 같습니다. 아이가 처음 감기에 걸려 열이 나면 부모는 뜬눈으로 밤을 지새우고, 어머니가 암에 걸렸다는 얘기를 들으면 먼저 눈물부터 나기 시작합니다. 이런 상황에 맞닥뜨리게 되면 경황이 없는 와중에서도 어쩔 수 없이 당장 무언가를 선택하고 어떤 조치를 해야 합니다. 하지만 당황한 나머지 우왕좌왕하며 실수를 하기도 하고 나중에 큰 후회를 남길 선택을 할 수도 있습니다. 지금까지의 경험을 돌이켜 보면 저 역시 후회되는 일들이 많습니다. 그때 좀 더 알고 잘 판단했더라면 얼마나 좋았을까요?

원래『왜 환자들은 기적에만 매달릴까?』는 의료 관계자와

보건 당국의 실무자를 위한 책입니다. 저자들은 의료진과 환자 사이에 존재하는 크나큰 생각의 차이를 없애고 보다 효과적인 의료를 실현하고자 책을 집필했다고 말합니다. 하지만 책을 번역하는 동안 저는 예전에 제가 겪었던 상황들을 떠올리지 않을 수 없었습니다. '아, 이래서 내가 그때 그런 선택을 했구나.' 하는 후회와 함께 말입니다. 당시에 내가 좀 더 잘 알았더라면 하고 어렴풋이 생각하고 있던 내용들이 책에는 일목요연하게 정리되어 있었습니다. 아마 지금 환자를 돌보고 있는 보호자분들이 이 책을 읽는다면 제 말이 무슨 뜻인지 금세 알아채실 겁니다. 그래서 저는 의료 관계자만 이 책을 읽을 것이 아니라 언젠가 이런 상황을 겪게 될 여러분도 미리 이 책을 읽어 두면 큰 도움이 될 거란 생각이 들었습니다. 미리 생각하고 준비해 두지 않으면 그 상황이 닥쳤을 때 허둥지둥할 게 틀림없을 테니까요.

여러분이 이 책을 읽으면서 눈여겨보았으면 하는 주제는 3가지입니다.

첫 번째는 우리의 판단을 잘못된 방향으로 이끄는 우리 내부의 적들에 관한 내용입니다. 그 적들의 정체는 바로 편향들입니다. 편향은 우리가 가진 심리적인 경향성으로, 중요한 판단을 그르치게 만들 수 있습니다. 그렇기 때문에 이를 잘 이해해 두었다가 중요한 순간에 그들의 유혹에 빠지지 않도록 주의해야 합니다. 이 중 가장 대표적인 것으로 '현상유지 편향'과 '휴리스틱'이 있습니다. 현상유지 편향은 지금의 상태가 변하는 데 대해 느끼는 막연한 두려움을 말합니다. 여기에 빠지면 현재 상황에서 가장 적절한 치료나 대응을 외면한 채 지금까지 해 온 방식을 그대로 고수하려고만 듭니다. '괜히 약 처방을 바꿨다가 결과가 더 나빠지면 어떡하지?'라든가 '여기서 치료를 중단하면 그동안 했던 노력이 헛수고가 될 거야!'라는 단순한 불안감 때문에 적절한 행동을 취할 타이밍을 놓쳐서는 안 됩니다. 휴리스틱은 시간이나 정보가 부족해 합리적인 판단을 할 수 없을 때 어림짐작하는 것입니다. 개인적인 경험이나 주변의 말에 기대어 잘못된 판단을 하게 하지요. 물론 누군가가 그렇게 해서 효과를 봤다더라 하는 얘기를 들으면 괜한 기대 심리가 생기는 게 인지상정입니다. 하지만 그런 기대감만으로 일생일대의 중요한 결정을 해서는 곤란하지 않을까요? 단순히 TV나 신문의 과장된 광고에서 말하는 효능만 믿고 그 식품이나 약에 운명을 맡기는 행동은 너무나 아슬아슬한 선택이 아닐 수 없습니다. 마음이 약해질수록 이런 유혹에 빠지지 않도록 조심해야 합니다.

두 번째는 더 잘 알아 두고 미리 준비하는 습관에 대한 것입니다. 본인이나 가족의 불행을 미리 떠올리는 것은 분명 불쾌한 일입니다. 하지만 무작정 외면하다가 아무런 준비 없이 그런 상황을 맞이한다면 정말 불행한 일이 생길 수도 있습니다. 싫은 일을 방지하겠다는 마음으로 우리는 그 일에 대해 더 잘 알아 둘 필요가 있습니다. 예를 들어, 어린이의 자궁암 예방 백신 접종은 어린아이와는 관계도 없는 불필요한 일이라고 생각하는 분들이 많으실 겁니다. 부작용이 생길까 봐 걱정하는 목소리도 많습니다. 하지만 실제로 백신을 접종해서 어떤 효과가 있는지, 어떤 도움을 받을 수 있는지 알고 계신가요? 부작용에 대한 막연한 걱정만으로 예방 행동을 하지 않는다면 목숨을 구할 수 있는 중요한 일을 놓칠 수도 있습니다. 이 책에서는 이와 비슷한 여러 가지 문제를 다루고 있습니다. 책을 읽으신다면 대장암이나 간염 검진은 물론 장기 기증, 사전 지시와 같은 중요한 문제들에 대한 많은 정보를 얻으실 수 있을 겁니다. 이 책이 여러분에게 이런 문제들을 찬찬히 생각해 볼 수 있는 기회가 되었으면 합니다.

세 번째는 어찌 보면 현실적으로 가장 절실한 주제일 수 있는, 후회에 대한 내용입니다. 언젠가 여러분은 부모님이나 아이의 보호자로서, 아주 중대한 결정을 내려야 할 상황에 놓이게 될 것입니다. 내 목숨에 대한 결정이라면 그 결과를 오롯이 내가 감수하면 그뿐이겠지만 내가 사랑하는 사람의 목숨과 관련된 결정을 대신 해야만 한다면 어떤 심정일까요? 아마도 몇 배는 더 힘들고 어려울 겁니다. 당장 어떤 선택을 할 수밖에 없는 상황이라 그렇게 결정했지만 나중에 여러 가지 후회가 남을 수도 있습니다. 돌이켜 보면 저 역시 그런 상황이 참 힘들었고 다른 선택을 했더라면 더 낫지 않았을까 하는 후회도 있습니다. 이런 후회를 가진 당사자들에게 어떤 심정인지 전해 듣고 싶어도 그들에게는 괴로운 경험을 떠올리도록 하는 일이기 때문에 쉽지 않습니다. 그런데 감사하게도 이 책의 저자들은 실제 인터뷰를 통해 사람들이 어떤 후회를 하고 있는지 정리했습니다.

물론 사람마다 사정이 서로 달라서 여러분에게 꼭 들어맞을 수는 없겠지만 그래도 이러이러한 상황에서 내린 결정에 대해 사람들이 후회할 수 있구나 하는 간접적인 체험을 해 보신다면 여러분이 후회하지 않을 선택을 하는 데 충분히 참고가 될 거라고 생각합니다.

저자들이 자료를 수집하고 수십 차례의 세미나를 거쳐 정리한 이 책 『왜 환자들은 기적에만 매달릴까?』는 지금까지 시도되지 않았던 새로운 지식의 영역입니다. 오랜 기간의 노력을 통해 저자들은 그동안 다루기 쉽지 않았던 내용들을 의료 관계자는 물론 일반 독자들도 참고할 만한 의미 있는 자료로 탈바꿈시켰습니다. 부족한 저의 번역이 저자들의 노고에 누를 끼치지는 않았는지 걱정스러울 뿐입니다. 아무쪼록 이 책을 읽은 여러분이 보다 합리적이고 후회 없는 선택을 할 수 있기를 바랍니다.

제1장

1   Fridman I, Epstein AS, Higgins ET. Appropriate use of psychology in patient-
    physician communication: influencing wisely. JAMA Oncol 2015, 1(6): 725-
    726.

제2장

1   Kahneman D, Tversky A. Prospect theory: an analysis of decision under risk.
    Econometrica 1979, 47(2): 263-292.
2   객관적 확률과 주관적 확률의 관계를 나타내는 함수를 확률가중함수라고 부
    릅니다. 그림 2-1의 S자형의 곡선입니다. 그러나 전망이론을 발전시킨 누적
    전망이론에서는 이 주관적 확률을 그대로 의사 결정에 사용하지 않습니다. 먼
    저 의료 현장에서는 가장 바람직한 현상에 대한 주관적 확률(손실 국면에서
    는 가장 바람직하지 않은 사건에 대한 주관적 확률)을 그대로 사용합니다. 그
    리고 다음으로 바람직한 사건(손실 국면에서는 다음으로 바람직하지 않은 사
    건)에 대해서는 가장 바람직한 사건과 그다음 바람직한 사건이 발생하는 객
    관적 확률에 대한 주관적 확률에서 가장 바람직한 사건이 발생하는 객관적 확
    률의 주관적 평가를 뺀 결과를 의사 결정에 사용합니다. 즉, 가장 바람직한 사
    건과 그다음 바람직한 사건이 발생할 확률을 누적한 값에서 가장 바람직한 사

건이 발생할 확률을 뺀 값을 사용하게 됩니다. 예를 들어, 동전을 던져 앞면이 나오면 2만 원, 뒷면이 나오면 아무것도 받을 수 없다는 의사 결정을 생각해 봅시다. 앞면이 나오는 경우의 객관적인 확률은 50%인데, 이에 대한 확률 가중함수의 주관적 확률을 0.4라고 한다면 2만 원을 받을 수 있다고 기대하는 쪽(가장 바람직한 사건)에 0.4라는 주관적 확률을 이용합니다. 아무것도 받을 수 없는 경우(그다음 바람직한 사건)의 확률은 앞면이 나올 가능성(가장 바람직한 사건)과 뒷면이 나올 가능성(그다음 바람직한 사건)의 확률을 누적한 값에서 앞면이 나오는 경우(가장 바람직한 사건)의 주관적 확률을 뺀 값이 됩니다. 앞면 또는 뒷면 중에서 하나가 나오는 상황은 확실한 1의 객관적 확률이고, 그때의 주관적 확률도 1이 됩니다. 즉 가장 바람직한 사건과 그다음 바람직한 사건이 발생할 주관적인 확률은 1입니다. 따라서 뒷면이 나올 때 의사 결정에 이용하는 주관적 확률은 1에서 0.4를 뺀 0.6이 됩니다. 이 경우 의사 결정에 이용하는 가중치의 합은 1이 됩니다. 그러나 이익과 손실이 모두 포함된 사건이라면 가중치의 합은 1이 되지 않습니다. 자세한 내용은 Tversky A, Kahneman D. Advances in prospect theory: cumulative representation of uncertainty. J Risk Uncertain 1992, 5(4): 297-323.

3 예를 들면, 水谷徳子, 奥平寛子, 木成勇介, 大竹文雄. 自信過剰が男性を競争させる. 行動経済学, 2009, 2: 60-73.

4 Reuben E, Rey-Biel P, Sapienza P, Zingales L. The emergence of male leadership in competitive environments. J Econ Behav Organ 2012, 83(1): 111-117.

5 ダニエル・カーネマン. ファスト&スロー. 村井章子訳, 東京: 早川書房; 2012.

6 물건을 보유한 전후로 물건에 대한 평가가 달라지는 특성은 전통적인 경제학에서 강점이었던 정책 평가를 어렵게 합니다. A정책과 B정책 중에서 어느 쪽을 선호하는지 사전에 평가했더라도, 실제 시행된 이후에 사람들의 평가가 달라질 가능성이 있기 때문입니다. 의료 분야의 의사 결정에서는 치료 방침을 결정할 때의 가치관과 치료를 한 후의 가치관이 바뀌는 상황이 생깁니다.

7 전통적인 경제학에서는 인간이 미래의 만족도를 현재 어떻게 느끼는지 나타내는 데 지수할인함수를 사용한다고 상정합니다. 즉, $0 < \delta < 1$인 δ를 이용해 0인 시점에서 t기간의 효용인 U_t의 현재 가치를 $\delta^t U_t$로 나타내고, 미래의 효용을 지수함수로 할인합니다. 이런 경우에는 현재 편향이 발생하지 않아서 먼미래의 의사 결정이 현실로 가까워져도 인간은 미루지 않습니다. 은행예금과

주택담보대출의 금리 역시 지수함수로 되어 있습니다.

경제 분석에서는 현재 편향을 나타내는 시간할인의 함수로 준쌍곡선할인 (Quasi-Hyperbolic Discounting)을 많이 사용합니다. 앞에서 말했듯이 지수할 인에서는 0시점에서 t기간의 효용 Ut의 현재 가치를 δ tUt로 나타내고 이때 특정 시점의 할인 인자는 δ t(0< δ <1)입니다. 한편, 준 쌍곡선할인에서는 현 재에 해당하는 0시점에서 0기의 효용인 U0(현재 가치)에 대한 할인 인자는 1 이고, 1기 이후의 효용에 대한 할인 인자는 β δ t입니다. 이때 효용 Ut의 현재 가치는 β δ tUt로 표현됩니다(여기서 0< β <1).

이 준쌍곡선함수를 이용하면, 미래 시점의 할인 인자가 크기 때문에 참을성이 필요한 선택을 할 수 있지만, 지금부터 내일까지의 할인 인자는 작기 때문에 성급한 선택을 하는 경향이 있다는 점을 표현할 수 있습니다.

8 사회적 선호 중에서도 자신의 이익과 타인의 이익에 관심을 갖는 선호를 타인 존중선호(other-regarding preferences)라고 부릅니다. 한편, 자신의 이익과 타 인의 이익 발생 과정에 관심을 갖는 선호를 과정존중선호(process-regarding preferences)라고 부릅니다.

9 사람들이 사회적 선호를 가지고 있다는 사실을 보여 주는 유명한 실험으로 최 후통첩게임이 있습니다. 최후통첩게임은 상대가 누구인지 서로 모르는 채 짝 이 된 두 사람에게 다음과 같은 게임을 하도록 합니다. 두 사람 중에서 한 사람 은 제안자, 다른 한 사람은 수락자의 역할을 맡습니다. 제안자는 일정한 금액 (여기에서는 1000원)을 받은 후, 그 금액에서 일부를 수락자에게 배분합니다. 제안자가 배분한 금액을 수락자가 받아들이면 제안자가 배분한 대로 두 사람 에게 돈을 나눠 줍니다. 하지만 수락자가 그 제안을 거부한다면 두 사람 모두 돈을 받을 수 없습니다. 만약 두 사람이 이기적인 사람이라면 제안자는 1원을 배분해도 수락자는 반드시 그 제안을 수락할 것이므로 제안자는 1원을 제안 할 것입니다. 하지만 실험에서는 제안자가 30~50%를 제안하는 경우가 많았 으며, 수락자도 30% 이하의 제안은 거부하는 것으로 나타났습니다.

10 Coussens S. Behaving discretely: heuristic thinking in the emergency department. 2017.
   https://scholar.harvard.edu/coussens

11 リチャード・セイラー, キャス・サンスティーン. 実践 行動経済学: 健康, 富, 幸 福への聡明な選択. 遠藤真美訳. 東京: 日経BP社; 2009.

제3장

1 Barsky RB, Juster FT, Kimball MS, Shapiro MD. Preference parameters and behavioral heterogeneity: an experimental approach in the health and retirement study. The Quarterly Journal of Economics 1997, 112(2): 537-579.

2 Anderson LR, Mellor JM. Predicting health behaviors with an experimental measure of risk preference. Journal of Health Economics 2008, 27(5): 1260-1274.

3 Guiso L, Paiella M. The role of risk aversion in predicting individual behaviours. CEPR Discussion Paper 2004, 4591.

4 Hersch J, Viscusi WK. Smoking and other risky behaviors. Journal of Drug Issues 1998, 28(3): 645-661.

5 Picone G, Sloan F, Taylor D. Effects of risk and time preference and expected longevity on demand for medical tests. Journal of Risk and Uncertainty 2004, 28 (1): 39-53.

6 Goldzahl L. Contributions of risk preference, time orientation and perceptions to breast cancer screening regularity. Social Science and Medicine 2017, 185: 147-157.

7 佐々木周作, 平井啓, 大竹文雄. リスク選好が乳がん検診の受診行動に及ぼす影響: プログレス・レポート. 行動経済学 第10回大会プロシーディングス, 2016, 9: 132-135.

8 Lawless L, Drichoutis AC, Nayga RM. Time preferences and health behaviour: a review. Agricultural and Food Economics 2013, 1(1): 17.

9 Bradford WD. The association between individual time preferences and health maintenance habits. Medical Decision Making 2010, 30(1): 99-112.
   Bradford WD, Zoller J, Silvestri GA. Estimating the effect of individual time preferences on the use of disease screening. Southern Economic Journal 2010, 76(4): 1005-1031.

10 Van Der Pol M, Hennessy D, Manns B. The role of time and risk preferences in adherence to physician advice on health behavior change. The European Journal of Health Economics 2017, 18(3): 373-386.

11 Kang MI, Ikeda S. Time discounting, present biases, and health-related behaviors: evidence from Japan. Economics and Human Biology 2016, 21: 122-

136.

12 Ikeda S, Kang MI, Ohtake F. Hyperbolic discounting, the sign effect, and the body mass index. Journal of Health Economics 2010, 29(2): 268-284.

13 Kang MI, Ikeda S. Time discounting, present biases, and health-related behaviors: evidence from Japan. Economics and Human Biology 2016, 21:122-136.

14 Fang H, Wang Y. Estimating dynamic discrete choice models with hyperbolic discounting, with an application to mammography decisions. International Economic Review 2015, 56(2): 565-596.

15 Bradford WD, Zoller J, Silvestri GA. Estimating the effect of individual time preferences on the use of disease screening. Southern Economic Journal 2010, 76(4): 1005-1031.

16 Chapman GB. Short-term cost for long-term benefit: time preference and cancer control. Health Psychology 2005, 24(4 Suppl): S41-S48.

17 Volpp KG, John LK, Troxel AB, et al. Financial incentive-based approaches for weight loss: a randomized trial. JAMA 2008, 300(22): 2631-2637.

18 무작위 비교 시험은 피험자를 시험하는 개입군과 관찰만 하는 대조군 중 하나에 무작위로 나누고, 개입군과 대조군 사이에서 나오는 결과(outcome)에 통계적인 차이가 있는지를 검증해 개입의 효과를 평가하는 통계적 인과추론기법의 하나입니다.

19 Sen AP, Sewell TB, Riley EB, et al. Financial incentives for home-based health monitoring: a randomized controlled trial. Journal of General Internal Medicine 2014, 29(5): 770-777.

20 Bronchetti ET, Huffman DB, Magenheim E. Attention, intentions, and follow-through in preventive health behavior: field experimental evidence on flu vaccination. Journal of Economic Behavior & Organization 2015, 116: 270-291.

21 위와 같습니다.

22 Altmann S, Traxler C. Nudges at the dentist. European Economic Review 2014, 72: 19-38.

23 O'Keefe DJ, Jensen JD. The relative persuasiveness of gain-framed and loss-framed messages for encouraging disease detection behaviors: a meta-analytic

review. Journal of Communication 2009, 59(2): 296-316.

Gallagher KM, Updegraff JA. Health message framing effects on attitudes, intentions, and behavior: a meta-analytic review. Annals of Behavioral Medicine 2012, 43(1): 101-116.

24 Hallsworth M, Berry D, Sanders M, et al. Correction: stating appointment costs in SMS reminders reduces missed hospital appointments: findings from two randomised controlled trials. PloS ONE 2015, 10(10).

25 Milkman KL, Beshears J, Choi JJ, et al. Using implementation intentions prompts to enhance influenza vaccination rates. Proceedings of the National Academy of Sciences 2011, 108 (26): 10415-10420.

26 Martin SJ, Bassi S, Dunbar-Rees R. Commitments, norms and custard creams: a social influence approach to reducing did not attends (DNAs). Journal of the Royal Society of Medicine 2012, 105(3): 101-104.

27 Johnson EJ, Goldstein D. Do defaults save lives? Science 2003, 302(5649): 1338 -1339.

28 Halpern SD, Loewenstein G, Volpp KG, et al. Default options in advance directives influence how patients set goals for end-of-life care. Health Affairs 2013, 32(2): 408-417.

29 Galizzi MM, Miraldo M, Stavropoulou C, Van Der Pol M. Doctor-patient differences in risk and time preferences: a field experiment. Journal of Health Economics 2016, 50: 171-182.

30 Sunstein CR. Nudges that fail. Behavioural Public Policy 2017, 1(1): 4-25.

31 Viswanathan M, Golin CE, Jones CD, et al. Interventions to improve adherence to self-administered medications for chronic diseases in the United States: a systematic review. Annals of Internal Medicine 2012, 157(11): 785-795.

Nieuwlaat R, Wilczynski N, Navarro T, et al. Interventions for enhancing medication adherence. The Cochrane Library; 2014.

32 Asch DA, Troxel AB, Stewart WF, et al. Effect of financial incentives to physicians, patients, or both on lipid levels: a randomized clinical trial. JAMA 2015, 314(18): 1926-1935.

제4장

1 영국의 국민건강서비스(NHS) 홈페이지(https://www.england.nhs.uk/sdm/)
   를 참조하십시오.

2 山内一信他. 医療消費者と医師とのコミュニケーション: 意識調査からみた患
   者満足度に関する分析. 東京: 医薬産業政策研究所; 2005.

3 펜타닐 0.6mg/일→0.9mg/일→1.2mg/일로 순차적으로 증량했습니다.

4 옥시코돈 60mg/일로 바꾼 결과, 지속되던 통증이 NRS(Numerical Rating
   Scale: 통증과 괴로움의 정도를 0~10까지 숫자로 나타내는 평가 방법. 10점이
   가장 심하게 괴로운 상태, 0점은 자각증상 없음.)를 기준으로 0~1점 수준까지
   제어할 수 있었습니다.

5 일반적인 방법으로는 제어하기 어려운 통증에는 PCA 펌프라는 기계를 이용
   해 마약 주사제를 투여하는 방법이 있습니다. PCA에는 3가지 특징이 있습
   니다. 첫 번째는 지속 투여로, 버튼을 누르지 않아도 일정량의 약액이 자동으
   로 투여되는 구조입니다. 두 번째는 버튼을 누를 때마다 미리 설정된 양의 약
   액이 투여되는 구조입니다. 세 번째는 버튼을 눌러 약물이 투여된 후에는 일
   정 시간이 지날 때까지 아무리 버튼을 눌러도 약물이 투여되지 않는 불응기
   (lockout)가 있어서 약물의 과다 복용을 방지하는 구조입니다.

6 内富庸介, 藤森麻衣子. がん医療におけるコミュニケーション・スキル: 悪い知
   らせをどう伝えるか. 東京: 医学書院; 2007.
   財団法人 医療研修推進財団 PMET. QOL向上のための多種患者支援プログラ
   ムの開発研究: 平成18年度 総括・分担研究報告書.
   http://www.pmet.or.jp/

7 이미 마비 증상이 있다면, 방사선치료를 시행하더라도 마비 증상이 개선되지
   않을 가능성이 있습니다.

8 NRS가 6/10에서 3/10으로 경감되었습니다.

9 현재 일본에서 실시되고 있는 면역요법과 선진의료로는 제1~4세대까지의 면
   역요법이 있습니다. 제1세대는 천연물과 그 가공·추출물 및 유사한 화합물입
   니다. 제2세대는 면역 관련 세포가 생산하는 사이토카인이라는 단백질로, 각
   종 인터페론과 인터류킨2입니다. 제3세대는 선진의료로, 각종 활성화 자기림
   프구 이입요법과 수지상세포백신, 펩티드백신이 있습니다. 선진의료는 국가
   가 인정한 연구 과정의 치료로, 효과가 검증된 치료는 아닙니다. 주로 환자가
   실비를 부담하는 방식으로 실시됩니다. 제4세대는 니볼루맙(nivolumab) 등의

면역 체크포인트 억제제(Immune checkpoint inhibitor)로, 최근 들어 여러 약제가 보험에 등재되고 있습니다. 위의 4세대 면역요법은 표준치료가 아니라 대체치료라고 할 수 있습니다. 또한 여러 면역요법 클리닉에서는 '제5세대' 치료라는 이름으로 다양한 면역요법을 제시하고 있습니다. '제5세대'라는 이름은 단순히 '기존의 면역요법을 능가한다.'는 느낌을 주기 위해 만든 광고상의 표현으로, 현재 단계에서는 평가가 필요합니다.

日本緩和医療学会, 緩和医療ガイドライン作成委員会編. がんの補完代替療法クリニカル·エビデンス2016年版. 東京: 金原出版; 2016.

10 백신을 투여한 날과 그다음 날에는 진료를 받고 면역부활(immunopotentiation)을 해야 합니다.

11 青山拓央. 時間と自由意志: 自由は存在するか. 東京: 筑摩書房; 2016.

12 질확대경 검사(colposcopy) 결과 침윤암의 소견이 있었고, 생체검사에서도 편평상피암으로 진단을 받았습니다. 내진상 질벽과 방광 및 직장, 그리고 주인대(主靭帯, cardinal ligament)에는 침윤(암이 몸에 파고듦.)이 없었습니다. 골반조영 MRI에서도 내진 소견과 마찬가지로 T1b1(IB1병기: 가장 큰 직경이 4cm 이하)이었으며, CT에서는 명백한 원격 전이나 림프절 전이가 없었습니다.

13 원발 종양은 2.5cm로, 주인대에는 침윤이 없었지만 혈관 침습(상해)이 있었으며 골반 림프절에는 1개만 전이된 상태였습니다.

14 자궁경부암 IB기, IIA기에 대한 수술요법과 근치적 방사선요법의 치료 성적은 동등합니다. 유럽과 미국에서는 근치적 방사선요법을 선택하지만, 일본에서는 광범위 자궁전절제술을 개발했던 역사적인 경위가 있어서 수술요법을 선호합니다. 그런데 수술 후 재발 위험이 중등도 이상이라고 진단된 경우에는 수술 후 방사선요법을 시행해야 하는데, 수술을 하지 않고 방사선요법을 시행한 경우보다 수술을 한 부위에 추가로 방사선요법을 시행했을 때 심각한 림프부종 등 말기 합병증이 늘어난다는 점이 지적되고 있습니다. 그래서 최근에는 재발 위험이 중등도인 증례는 수술 후 방사선요법 대신 화학요법을 권하는 시설도 늘어나고 있습니다.

日本婦人科腫瘍学会編. 子宮頸癌治療ガイドライン 2017年版. 東京: 金原出版; 2017.

15 위와 같습니다.

16 Kunneman M, Pieterse AH, Stiggelbout AM, et al. Treatment preferences and involvement in treatment decision making of patients with endometrial cancer

and clinicians. Br J Cancer 2014, 111(4): 674-679.

17 위와 같습니다.

18 Gallagher KM, Updegraff JA. Health message framing effects on attitudes, intentions, and behavior: a meta-analytic review. Ann Behav Med 2012, 43(1): 101-116.

19 Yoshida S, Hirai K, Sasaki S, Ohtake F. How does the frame of communication affect patients decision?: from behavioral economics' point of view. 19th World Congress of Psycho-Oncology Berlin 8/18; 2017.

20 위와 같습니다.

21 マイケル・サンデル. これからの正義の話をしよう: いまを生き延びるための哲学. 鬼沢忍訳. 東京: 早川書房; 2011.

22 アダム・スミス. 道徳感情論. 高哲男訳. 東京: 講談社; 2013.

23 吉田沙蘭, 平井啓, 佐々木周作, 大竹文雄. がん医療における「正確な情報提供」を再考する: 行動経済学の視点から. 第30回日本サイコオンコロジー学会総会, 2017.

24 入不二基義. あるようにあり, なるようになる: 運命論の運命. 東京: 講談社; 2015.

25 古田徹也. それは私がしたことなのか: 行為の哲学入門. 東京: 新曜社; 2013.

26 門脇俊介, 野矢茂樹編・監修. 自由と行為の哲学: 現代哲学への招待 Anthology. 東京: 春秋社; 2010.

27 ジョン・スチュアート・ミル. 自由論. 斉藤悦則訳. 東京: 光文社; 2012.

28 의료윤리의 4원칙
'자율적인 환자의 의사 결정을 존중하라.'는 자율존중원칙(自律尊重原則), '환자에게 해를 끼치지 말라.'는 무위해원칙(無危害原則), '환자에게 혜택을 제공하라.'는 선행원칙(善行原則), '이익과 부담을 공평하게 배분하라.'는 정의원칙(正義原則)의 4원칙으로 이루어져 있습니다.

29 Cass S. The ethics of nudging. Yale Journal on Regulation 2015, 32(2): 412-450.

제5장

1 国立がん研究センターがん情報サービス. がん検診について. https://ganjoho.jp/public/pre_scr/screening/about_scr.html

2 リチャード・セイラー, キャス・サンスティーン. 実践 行動経済学: 健康, 富, 幸
福への聡明な選択. 遠藤真美訳. 東京:日経BP社; 2009.

3 Croyle RT, Rimer BK, Glanz K. Theory at a glance: a guide for health
promotion practice. Maryland: National Cancer Institute; 2005.

4 Prochaska JO, DiClemente CC. Stages and processes of self-change of smoking:
toward an integrative model of change. J Consult Clin Psychol 1983, 51(3):
390-395.

5 넛지: 선택을 금지하지도 않고 경제적 인센티브를 크게 바꾸지도 않으면서 사
람들의 행동을 예측 가능한 형태로 바꾸는 선택 구조의 모든 요소를 뜻합니다
(Richard H. Thaler, Cass R. Sunstein, 2009, p.17).

6 Glanz K, Rimer BK, Lewis FM(Eds.). Health behavior and health education:
theory, research, and practice.(3rd ed.) New Jersey: Wiley; 2002. (曽根智史, 湯
浅資之, 渡部基, 鳩野洋子訳. 健康行動と健康教育: 理論, 研究, 実践. 東京: 医学
書院; 2006)

7 がん研究振興財団. がんの統計 '17.
https://ganjoho.jp/reg_stat/statistics/brochure/backnumber/2017_Jp.html

8 国立がん研究センターがん情報サービス. がん登録・統計: がん検診受診率.
2017.
https://ganjoho.jp/reg_stat/statistics/stat/screening.html

9 Foundation for Promotion of Cancer Research. International comparisons of
cancer mortality and cancer screening rates. Cancer statistics in Japan; 2009.

10 受診率向上につながるがん検診の在り方や普及啓発の方法の開発等に関する
研究班(渋谷班). 有効ながん検診受診率向上策とは: 平成20～22年度厚生労働科
学研究費補助金(がん臨床研究事業).

11 '실행의사'는 원래 사회심리학 분야에서 입증된 개념으로, '언제, 어디서' 에세
이를 쓸 것인지에 대해 미리 행동 계획을 세우도록 의뢰한 그룹과 단순히 에
세이를 쓰도록 의뢰한 그룹을 비교한 결과, 실제로 에세이를 쓴 비율이 전자가
후자의 2배로 확인되었습니다.
Gollwitzer PM, Brandstätter V. Implementation intentions and effective goal
pursuit. Journal of Personality and Social Psychology 1997, 73(1): 186-199.

12 Hirai K, Harada K, Seki A, et al. Structural equation modeling for implementation
intentions, cancer worry, and stages of mammography adoption. Psycho-

Oncology 2013, 22(10): 2339-2346.

13 Harada K, Hirai K, Arai H, et al. Worry and intention among Japanese women: implications for an audience segmentation strategy to promote mammography adoption. Health Communication 2013, 28(7): 709-717.

14 Ishikawa Y, Hirai K, Saito H, et al. Cost-effectiveness of a tailored intervention designed to increase breast cancer screening among a non-adherent population: a randomized controlled trial. BMC Public Health 2012, 12: 760.

15 위와 같습니다.

16 厚生労働省. 肝炎対策の推進に関する基本的な指針(平成28年6月30日改正).

17 効率的な肝炎ウイルス検査陽性者フォローアップシステムの構築のための研究(研究代表者 是永匡紹): 厚生労働科学研究費補助金(肝炎等克服政策研究事業) 平成28年研究報告書.

18 佐賀県健康増進課: 肝がん(肝疾患)対策.
https://www.pref.saga.lg.jp/kiji00334023/index.html

19 効率的な肝炎ウイルス検査陽性者フォローアップシステムの構築のための研究(研究代表者 是永匡紹): 厚生労働科学研究費補助金(肝炎等克服政策研究事業) 平成28年研究報告書.

20 佐賀県健康増進課: 肝がん(肝疾患)対策.
https://www.pref.saga.lg.jp/kiji00334023/index.html

21 効率的な肝炎ウイルス検査陽性者フォローアップシステムの構築のための研究(研究代表者 是永匡紹): 厚生労働科学研究費補助金(肝炎等克服政策研究事業) 平成28年研究報告書.

22 効率的な肝炎ウイルス検査陽性者フォローアップシステムの構築のための研究(研究代表者 是永匡紹): 厚生労働科学研究費補助金(肝炎等克服政策研究事業) 平成26年度総括・分担研究報告書, 2015.

23 현재 C형간염 치료의 주류이면서 90% 이상의 치료 효과를 기대할 수 있는 새로운 치료제 '인터페론 프리 치료약'이 사용되기 전에는 치료 장벽이 높았기 때문에 C형간염바이러스 양성자의 수진율이 1.3% 정도였습니다. 그 후, 인터페론 프리 치료약이 사용되면서 대조군의 수치가 표시된 수치까지 상승했습니다.

제6장

1 Franco EL, Villa LL, Sobrinho JP, et al. Epidemiology of acquisition and clearance of cervical human papillomavirus infection in women from a high-risk area for cervical cancer. J Infect Dis 1999, 180(5): 1415-1423.

2 Muñoz N, Bosch FX, Castellsagué X, et al. Against which human papillomavirus types shall we vaccinate and screen?: the international perspective. Int J Cancer 2004, 111(2): 278-285.

3 Miura S, Matsumoto K, Oki A, et al. Do we need a different strategy for HPV screening and vaccination in East Asia? Int J Cancer 2006,119(11): 2713-2715.

4 国立がん研究センターがん情報サービス. がん登録·統計.
   https://ganjoho.jp/reg_stat/index.html

5 WHO. Global advisory committee on vaccine safety statement on safety of HPV vaccines, 2015.
   http://www.who.int/vaccine_safety/committee/GACVS_HPV_statement_17Dec2015.pdf

6 Roden RBS, Stern PL. Opportunities and challenges for human papillomavirus vaccination in cancer. Nat Rev Cancer 2018, 18(4): 240-254.
   Sipp D, Frazer IH, Rasko JEJ. No vacillation on HPV vaccination. Cell 2018, 172(6): 1163-1167.

7 第10回厚生科学審議会予防接種·ワクチン分科会副反応検討部会: 平成26年度第4回薬事·食品衛生審議会医薬品等安全対策部会安全対策調査会資料.
   http://www.mhlw.go.jp/stf/shingi/0000050385.html

8 第32回厚生科学審議会予防接種·ワクチン分科会副反応検討部会: 平成29年度第10回薬事·食品衛生審議会医薬品等安全対策部会安全対策調査会(合同開催)資料.
   http://www.mhlw.go.jp/stf/shingi2/0000189287.html

9 第31回厚生科学審議会予防接種·ワクチン分科会副反応検討部会: 平成29年度第9回薬事·食品衛生審議会医薬品等安全対策部会安全対策調査会(合同開催)資料.
   http://www.mhlw.go.jp/stf/shingi2/0000186285.html

10 第23回厚生科学審議会予防接種·ワクチン分科会副反応検討部会: 平成28年度第

9回薬事・食品衛生審議会医薬品等安全対策部会安全対策調査会資料.
http://www.mhlw.go.jp/stf/shingi2/0000147015.html
第26回厚生科学審議会予防接種・ワクチン分科会副反応検討部会: 平成29年度
第1回薬事・食品衛生審議会医薬品等安全対策部会安全対策調査会(合同開催)資
料.
http://www.mhlw.go.jp/stf/shingi2/0000161332.html

11 Suzuki S, Hosono A. No association between HPV vaccine and reported post-vaccination symptoms in Japanese young women: results of the Nagoya study. Papillomavirus Res 2018, 5: 96-103.

12 日本医療研究開発機構研究費 革新的がん医療実用化研究事業「HPVワクチン
の有効性と安全性の評価のための大規模疫学研究」平成27〜28年度委託研究成
果報告書(研究開発代表者: 擾本隆之, 2017年5月).

13 Ozawa N, Ito K, Tase T, et al. Beneficial effects of human papillomavirus vaccine for prevention of cervical abnormalities in Miyagi, Japan. Tohoku J Exp Med 2017, 243(4): 329-334.

14 Tanaka H, Shirasawa H, Shimizu D, et al. Preventive effect of human papillomavirus vaccination on the development of uterine cervical lesions in young Japanese women. J Obstet Gynaecol Res 2017, 43(10): 1597-1601.

15 Egawa-Takata T, Ueda Y, Morimoto A, et al. Survey of Japanese mothers of daughters eligible for human papillomavirus vaccination on attitudes about media reports of adverse events and the suspension of governmental recommendation for vaccination. J Obstet Gynaecol Res 2015, 41(12): 1965-1971.

16 Yagi A, Ueda Y, Egawa-Takata T, et al. Development of an efficient strategy to improve HPV immunization coverage in Japan. BMC Public Health 2016, 16: 1013-1023.

17 Yagi A, Ueda Y, Kimura T. A behavioral economics approach to the failed HPV vaccination program in Japan. Vaccine 2017, 35(50): 6931-6933.

18 大垣昌夫, 田中沙織. 行動経済学: 伝統的経済学との統合による新しい経済学を
目指して. 東京: 有斐閣; 2014.

19 平井啓. 行動経済学×医療[第3回]参照点 がん放置理論がなぜ受け入れられる
のか? 週刊医学界新聞 第3245号, 2017.

제7장

1 塩崎麻里子, 三条真紀子, 吉田沙蘭他. がん患者遺族の終末期における治療中止の意思決定に対する後悔と心理的対処: 家族は治療中止の何に, どのような理由で後悔しているのか? Palliative Care Research 2017, 12(4): 753-760.

2 Pardon K, Deschepper R, Vander Stichele R, et al. Preferred and actual involvement of advanced lung cancer patients and their families in end-of-life decision making: a multicenter study in 13 hospitals in Flanders, Belgium. J Pain Symptom Manage 2012, 43(3): 515-526.

3 Schäfer C, Putnik K, Dietl B, et al. Medical decision-making of the patient in the context of the family: results of a survey. Support Care Cancer 2006, 14(9): 952-959.

Yamamoto S, Arao H, Masutani E, et al. Decision making regarding the place of end-of-life cancer care: the burden on bereaved families and related factors. J Pain Symptom Manage 2017, 53(5): 862-870.

4 Shiozaki M, Morita T, Hirai K, et al. Why are bereaved family members dissatisfied with specialised inpatient palliative care service?: a nationwide qualitative study. Palliat Med 2005, 19(4): 319-327.

Anderson CJ. The psychology of doing nothing: forms of decision avoidance result from reason and emotion. Psychological Bulletin 2003, 129(1): 139-167.

5 国立社会保障·人口問題研究所. 第15回出生動向基本調査 2017.
http://www.ipss.go.jp/ps-doukou/j/doukou15/NFS15_reportALL.pdf

6 厚生労働省. 平成27年(2015)人口動態統計の年間推計.
http://www.mhlw.go.jp/toukei/saikin/hw/jinkou/suikei15/dl/2015suikei.pdf

7 Gilbert D. Stumbling on Happiness, New York: Knopf; 2006.

8 日野原重明. 生きていくあなたへ: 105歳 どうしても遺したかった言葉. 東京: 幻冬舎; 2017.

9 Roese NJ, Summerville A. What we regret most... and why. Personality and Social Psychology Bulletin 2005, 31(9): 1273-1285.

10 Schäfer C, Putnik K, Dietl B, et al. Medical decision-making of the patient in the context of the family: results of a survey. Support Care Cancer 2006, 14(9): 952-959.

坂口幸弘. ホスピスで家族を亡くした遺族の心残りに関する探索的検討. 死の

臨床, 2008, 31(1): 74-81.

Shiozaki M, Hirai K, Dohke R, et al. Measuring the regret of bereaved family members regarding the decision to admit cancer patients to palliative care units. Psycho-Oncology 2008, 17(9): 926-931.

11 塩崎麻里子, 中里和弘. 遺族の後悔と精神的健康の関連: 行ったことに対する後悔と行わなかったことに対する後悔. 社会心理学研究, 2010, 25(3): 211-220.

12 Torges CM, Stewart AJ, Nolen-Hoeksema S. Regret resolution, aging, and adapting to loss. Psychol Aging 2008, 23(1): 169-180.

13 Connolly T, Reb J. Regret in cancer-related decisions. Health Psychology 2005, 24(4 Suppl): S29-S34.

14 塩崎麻里子, 三条真紀子, 吉田沙蘭他. がん患者遺族の終末期における治療中止の意思決定に対する後悔と心理的対処: 家族は治療中止の何に, どのような理由で後悔しているのか? Palliative Care Research 2017, 12(4): 753-760.

15 Gilovich T, Medvec VH. The experience of regret: what, when, and why. Psychol Rev 1995, 102(2): 379-395.

16 ダニエル・カーネマン. ファスト&スロー. 村井章子訳. 東京: 早川書房; 2012.

17 Gilovich T, Medvec VH. The experience of regret: what, when, and why. Psychol Rev 1995, 102(2): 379-395.

18 Zeelenberg M. Emotional consequences of alternatives to reality: feeling is for doing. Behav Brain Sci 2007, 305-6: 469-470.

19 ダニエル・カーネマン. ファスト&スロー. 村井章子訳. 東京: 早川書房; 2012.

20 Thaler R. Toward a positive theory of consumer choice. Journal of Economic Behavior and Organization 1980, 1(1): 39-60.

21 Landman J. Regret and elation following action and inaction. Personality and Social Psychology Bulletin 1987, 13(4): 524-536.

22 Inman JJ, Zeelenberg M. Regret in repeat purchase versus switching decisions: the attenuating role of decision justifiability. Journal of Consumer Research 2002, 29(1): 116-128.

23 Gilovich T, Medvec VH. The experience of regret: what, when, and why. Psychol Rev 1995, 102(2): 379-395.

24 塩崎麻里子, 中里和弘. 遺族の後悔と精神的健康の関連: 行ったことに対する後悔と行わなかったことに対する後悔. 社会心理学研究, 2010, 25(3): 211-220.

25 池田新介. 自滅する選択: 先延ばしで後悔しないための新しい経済学. 東京: 東洋経済新報社; 2012.

26 Myers DG. Social Psychology, Boston: McGraw Hill; 2005.

27 池田新介. 自滅する選択: 先延ばしで後悔しないための新しい経済学. 東京: 東洋経済新報社; 2012.

28 ダニエル·カーネマン. ファスト&スロー. 村井章子訳. 東京: 早川書房; 2012.

제8장

1 国立がん研究センターがん情報サービス. がん登録·統計: 最新がん統計. https://ganjoho.jp/reg_stat/statistics/stat/summary.html

2 朝田隆. 都市部における認知症有病率と認知症の生活機能障害への対応: 総合研究報告書. 厚生労働科学研究費補助金(認知症対策総合研究事業). 2013.

3 American life & pew internet report. Health topics. 2011.

4 Flynn KE, Smith MA, Freese J. When do older adults turn to the internet for health information?: findings from the Wisconsin longitudinal study. Journal of General Internal Medicine 2006, 21(12): 1295-1301.

5 Baker DW. The meaning and the measure of health literacy. Journal of General Internal Medicine 2006, 21(8): 878-883.

6 Morrow DG, Miller LMS, Ridolfo HE, et al. Expertise and age differences in pilot decision making. Aging, Neuropsychology, and Cognition 2009, 16(1): 33-55.

7 Reed AE, Mikels JA, Simon KI. Older adults prefer less choice than young adults. Psychology and Aging 2008, 23(3): 671-675.

8 Sinnott JD. A model for solution of ill-structured problems: implications for everyday and abstract problem solving. In JD Sinnott(Ed.). Everyday problem solving: theory and applications(pp.72-99). New York: Praeger; 1989.

9 Stanovich KE, West RF. Individual differences in reasoning: implications for the rationality debate? Behavioral and Brain Sciences 2000, 23(5): 645-665.

10 Davis K, Bellini P, Hagerman C, et al. Physicians' perceptions of factors influencing the treatment decision-making process for men with low-risk prostate cancer. Urology 2017, 107: 86-95.

11 위와 같습니다.

12 人生の最終段階における医療の普及・啓発の在り方に関する検討会. 参考資料4
人生の最終段階における医療に関する意識調査報告書.
http://www.mhlw.go.jp/stf/shingi2/0000199004.html

13 Carr D. Racial differences in end-of-life planning: why don't blacks and
latinos prepare for the inevitable? OMEGA-Journal of Death and Dying 2011,
63(1):1-20.

14 Shen MJ, Nelson CJ, Peters E, et al. Decision-making processes among prostate
cancer survivors with rising PSA levels: results from a qualitative analysis.
Medical Decision Making 2015, 35(4): 477-486.

15 人生の最終段階における医療の普及・啓発の在り方に関する検討会. 参考資料4
人生の最終段階における医療に関する意識調査報告書.
http://www.mhlw.go.jp/stf/shingi2/0000199004.html

제9장

1 International Registry in Organ Donation and Transplantation. IRODaT
Newsletter 2016. December 2017.
http://www.irodat.org/img/database/pdf/IRODaT%20newletter%20Final%20
2016.pdf

2 マーガレット・ロック. 脳死と臓器移植の医療人類学. 坂川雅子訳. 東京:みすず
書房; 2004.

3 Johnson EJ, Goldstein DG. Do defaults save lives? Science 2003, 302(5649):
1338-1339.

4 위와 같습니다.

5 内閣府大臣官房政府広報室. 平成29年度移植医療に関する世論調査.
https://survey.gov-online.go.jp/h29/h29-ishoku/index.html

6 公益社団法人日本臓器移植ネットワーク. 臓器提供の意思表示に関する意識調
査. 2016.
http://www.jotnw.or.jp/file_lib/pc/press_pdf/2016812press.pdf

7 행동경제학의 개입과 자유의 문제에 관해서는 다음의 문헌을 참조하십시오.
キャス・サンスティーン. 選択しないという選択: ビッグデータで変わる「自
由」のかたち. 伊達尚美訳. 東京:勁草書房; 2017.
若松良樹. 自由放任主義の乗り越え方: 自由と合理性を問い直す. 東京: 勁草書

房; 2016.

8 The Behavioural Insights Team. Applying behavioural insights to organ
   donation: preliminary results from a randomised controlled trial. December 23,
   2013.
   http://38r8om2xjhhl25mw24492dir.wpengine.netdna-cdn.com/wp-content/
   up-loads/2015/07/Applying_Behavioural_Insights_to_Organ_Donation_
   report.pdf

9 자유주의적 가부장주의의 개념은 다음의 문헌에서 제시하고 있습니다.
   リチャード·セイラー, キャス·サンスティーン. 実践 行動経済学: 健康, 富, 幸
   福への聡明な選択. 遠藤真美訳. 東京: 日経BP社; 2009.

10 장기기증자 가족의 인터뷰에 대해서는 다음 2권의 책에 수록된 내용을 참조하
   십시오.
   山崎吾郎. 臓器移植の人類学: 身体の贈与と情動の経済. 京都: 世界思想社;
   2015.
   小松美彦, 市野川容孝, 田中智彦編. いのちの選択: 今, 考えたい脳死·臓器移植.
   東京: 岩波書店; 2010.
   특히, 생체이식 기증자에 대해서는 다음을 참조하십시오.
   一宮茂子· 移植と家族: 生体肝移植ドナーのその後. 東京: 岩波書店; 2016.

11 キース·E·スタノヴィッチ. 現代世界における意思決定と合理性. 木島泰三訳.
   東京: 太田出版; 2017, 120頁.

12 山崎吾郎. 臓器移植の人類学: 身体の贈与と情動の経済. 京都: 世界思想社;
   2015.

13 이 법률 개정에 대해서는 이미 다양한 이견이 제기되고 있습니다. 그 예는 다
   음의 문헌을 참조하십시오.
   シリーズ生命倫理学編集委員会編. シリーズ生命倫理学 第3巻 脳死·移植医療.
   東京: 丸善出版; 2012.

14 내각부대신 관방정부 홍보실 '2017년 이식 의료에 관한 여론조사'를 참조하십
   시오. 공익사단법인 일본장기이식네트워크 '장기 제공의 의사표시에 관한 여
   론조사'에서도 의사표시를 한 사람의 비율은 13.6%로, 큰 차이가 없었습니다.

15 シリーズ生命倫理学編集委員会編. シリーズ生命倫理学 第3巻 脳死·移植医療.
   東京: 丸善出版; 2012.

제10장

1 종말기 연명치료의 유보·중단에 관한 사정은 다음의 문헌도 참고하십시오.
   会田薫子. 延命医療と臨床現場: 人工呼吸器と胃ろうの医療倫理学. 東京: 東京大学出版会; 2011.
   田中美穂, 児玉聡. 終の選択: 終末期医療を考える. 東京: 勁草書房; 2017.
   甲斐克則編. 終末期医療と医事法: 医事法講座4. 東京: 信山社; 2013.
   飯田亘之, 甲斐克則編. 終末期医療と生命倫理: 生命倫理コロッキウム4. 東京: 太陽出版; 2008.

2 McMurray RJ, Clarke OW, Barrasso JA, et al. Decisions near the end of life. JAMA 1992, 267(16): 2229-2233.
   Committee on Bioethics. Guidelines on forgoing life-sustaining medical treatment. Pediatrics 1994, 93(3): 532-536.
   General Medical Council. Treatment and care towards the end of life: good practice in decision making. London: GMC; 2010.
   British Medical Association. Withholding and withdrawing life-prolonging medical treatment: guidance for decision making. London: BMA; 2007.
   Royal College of Paediatrics and Child Health. Withholding or withdrawing life saving medical treatment in children: a framework for practice. 2nd Ed. London: Royal College of Paediatrics and Child Health; 2004.
   Larcher V, Craig F, Bhogal K, et al. Making decisions to limit treatment in life-limiting and life-threatening conditions in children: a framework for practice. Arch Dis Child 2015, 100(2 Suppl): S1-S23.

3 Airedale NHS Trust v Bland 裁判, 1993.

4 NHK(総合). 特報首都圏: 延命医療をやめられますか. 2015年10月16日 放送.
   NHK(総合). クローズアップ現代: 人工呼吸器を外すとき～医療現場 新たな選択～. 2017年6月5日 放送.

5 厚生労働省·終末期医療の決定プロセスに関するガイドライン. 2007年5月.(2018年3月,「人生の最終段階における医療·ケアの決定プロセスに関するガイドライン」に改訂)

6 日本学術会議·臨床医学委員会終末期医療分科会. 対外報告: 終末期医療のあり方について―亜急性型の終末期について. 2008年策定.
   日本救急医学会, 日本集中治療医学会, 日本循環器学会. 救急·集中治療におけ

る終末期医療に関するガイドライン：3学会から提言. 2012年策定.

日本老年医学会. 高齢者ケアの意思決定プロセスに関するガイドライン：人工的水分・栄養補給の導入を中心として. 2012年策定.

7　日本小児科学会倫理委員会小児終末期医療ガイドラインワーキンググループ. 重篤な疾患を持つ子どもの医療をめぐる話し合いのガイドライン. 日本小児科学会雑誌, 2012, 116(10).

8　'미끄러운 비탈길', 윤리학에서는 어떤 일을 일단 허용하고 나면 그 범위와 정도가 중단되지 않고 확대되는 현상을 미끄러운 비탈길(slippery slope)이라고 부릅니다. 그 전형적인 예로 나치 독일에 의해 시작된 안락사 정책(T4 작전)에 따른 일련의 역사적 사건을 들 수 있습니다. 안락사 정책은 나중에 중단되긴 했지만, 그 정책으로 인해 안락사의 운용이 무질서하게 확대되어 결국 수만 명의 사람들이 안락사(자비로운 살인, mercy killing)를 당했습니다. 이런 비탈길에서 굴러떨어지지 않기 위한 이론으로 '미끄러운 비탈길 논법'이 있습니다. 이 논법은 'A는 도덕적으로 옳다. 그러나 A를 인정하면 도덕적으로 잘못된 B도 인정하지 않으면 안 된다. 따라서 A를 인정할 수 없다.'고 하는 내용의 논법입니다. '미끄러운 비탈길 논법'은 '안락사'와 '인간 배아의 연구 이용' 등을 허용하지 않기 위한 논법으로 종종 사용됩니다. 이런 맥락에서 '연명치료의 중단이 도덕적으로 올바른 점이 있을 수 있다. 그러나 일단 이를 인정하면 원래는 연명치료를 중단할 필요가 없는 사람까지도 치료를 중단하게 할 수 있으므로 연명치료의 중단을 인정할 수 없다.'는 주장이 미끄러운 비탈길 논법입니다.

第11장

1　武居哲洋. 集中治療医学文献レビュー：総括・文献紹介・展望と課題. 東京：学研メディカル秀潤社; 2012.

2　Link MS, Berkow LC, Kudenchuk PJ, et al. Part 7: adult advanced cardiovascular life support: 2015 American Heart Association guidelines update for cardiopulmonary resuscitation and emergency cardiovascular care. Circulation 2015, 132(Suppl 2): S444-S464.

3　Field RA, Fritz Z, Baker A, et al. Systematic review of interventions to improve appropriate use and outcomes associated with do-not-attempt-cardiopulmonary-resuscitation decisions. Resuscitation 2014, 85(11): 1418-

1431.

4 西村匡司, 丸藤哲. Do Not Attempt Resuscitation(DNAR)指示のあり方につい ての勧告. 日本集中治療医学会雑誌, 2017, 24(2): 208-209.

5 Croskerry P, Norman G. Overconfidence in clinical decision making. Am J Med 2008, 121(5 Suppl): S24-S29.

6 위와 같습니다.

7 ダニエル・カーネマン. ファスト＆スロー. 村井章子訳・東京: 早川書房; 2012.

8 Goldstein LB, Adams R, Becker K, et al. Primary prevention of ischemic stroke. Circulation 2001, 103(1): 163-182.
Grundy SM, Balady GJ, Criqui MH, et al. Primary prevention of coronary heart disease: guidance from Framingham. Circulation 1998, 97(18): 1876-1887.

9 Prochaska JO, Velicer WF. The transtheoretical model of health behavior change. American Journal of Health Promotion 1997, 12(1): 38-48.

제12장

1 McGlynn EA, Asch SM, Adams J, et al. The quality of health care delivered to adults in the United States. N Engl J Med 2003, 348(26): 2635-2645.

2 Levine DM, Linder JA, Landon BE. The quality of outpatient care delivered to adults in the United States, 2002 to 2013. JAMA Intern Med 2016, 176(12): 1778-1790.

3 Higashi T, Nakamura F, Shimada Y, et al. Quality of gastric cancer care in designated cancer care hospitals in Japan. Int J Qual Health Care 2013, 25(4): 418-428.

4 Tsugawa Y, Jha AK, Newhouse JP, et al. Variation in physician spending and association with patient outcomes. JAMA Intern Med 2017, 177(5): 675-682.

5 Tsugawa Y, Jena AB, Figueroa JF, et al. Comparison of hospital mortality and readmission rates for medicare patients treated by male vs female physicians. JAMA Intern Med 2017, 177(2): 206-213.

6 Krumholz HM, Nuti SV, Downing NS, et al. Mortality, hospitalizations, and expenditures for the medicare population aged 65 years or older, 1999-2013. JAMA 2015, 314(4): 355-365.

7 Baumhäkel M, Müller U, Böhm M. Influence of gender of physicians and

patients on guideline-recommended treatment of chronic heart failure in a cross-sectional study. Eur J Heart Fail 2009, 11(3): 299-303.

8 Bertakis KD, Helms LJ, Callahan EJ, et al. The influence of gender on physician practice style. Med Care 1995, 33(4): 407-416.

Krupat E, Rosenkranz SL, Yeager CM, et al. The practice orientations of physicians and patients: the effect of doctor-patient congruence on satisfaction. Patient Educ Couns 2000, 39(1): 49-59.

Roter DL, Hall JA. Physician gender and patient-centered communication: a critical review of empirical research. Annu Rev Public Health 2004, 25: 497-519.

Roter DL, Hall JA, Aoki Y. Physician gender effects in medical communication: a meta-analytic review. JAMA 2002, 288(6): 756-764.

9 Powell M, Ansic D. Gender differences in risk behaviour in financial decision-makmg: an experimental analysis. Journal of Economic Psychology 1997, 18(6): 605-628.

Barber BM, Odean T. Boys will be boys: gender, overconfidence, and common stock investment. The Quarterly Journal of Economics 2001, 116(1): 261-292.

Charness G, Gneezy U. Strong evidence for gender differences in risk taking. Journal of Economic Behavior & Organization 2012, 83(1): 50-58.

10 Meeker D, Linder JA, Fox CR, et al. Effect of behavioral interventions on inappropriate antibiotic prescribing among primary care practices: a randomized clinical trial. JAMA 2016, 315(6): 562-570.

11 Linder JA, Meeker D, Fox CR, et al. Effects of behavioral interventions on inappropriate antibiotic prescribing in primary care 12 months after stopping interventions. JAMA 2017, 318(14): 1391-1392.

제13장

1 佐々木周作, 若野綾子, 平井啓, 大竹文雄. 看護師の利他性と燃え尽き症候群: プログレス・レポート. 行動経済学 第10回大会プロシーディングス, 2016, 9: 91-94.

2 Andreoni J. Giving with impure altruism: applications to charity and Ricardian equivalence. Journal of Political Economy 1989, 97(6): 1447-1458.

Andreoni J. Impure altruism and donations to public goods: a theory of warm-glow giving. The Economic Journal 1990, 100(401): 464-477.

3 Lagarde M, Blaauw D. Pro-social preferences and self-selection into jobs: evidence from South African nurses. Journal of Economic Behavior & Organization 2014, 107: 136-152.

4 久保真人, 田尾雅夫. 看護婦におけるバーンアウト: ストレスとバーンア ウト との関係. 実験社会心理学研究, 1994, 34(1): 33-43.

5 日本健康心理学会編. 健康心理アセスメント概論. 東京: 実務教育出版; 2002.

6 Dill J, Erickson RJ, Diefendorff JM. Motivation in caring labor: implications for the well-being and employment outcomes of nurses. Social Science & Medicine 2016, 167: 99-106.

7 Omdahl BL, O'Donnell C. Emotional contagion, empathic concern and communicative responsiveness as variables affecting nurses' stress and occupational commitment. Journal of Advanced Nursing 1999, 29(6): 1351-1359.

Abendroth M, Flannery J. Predicting the risk of compassion fatigue: a study of hospice nurses. Journal of Hospice & Palliative Nursing 2006, 8(6): 346-356.

8 Tei S, Becker C, Kawada R, et al. Can we predict burnout severity from empathy-related brain activity? Translational Psychiatry 2014, 4(6): e393.

9 Heyes A. The economics of vocation or 'why is a badly paid nurse a good nurse'? Journal of Health Economics 2005, 24(3): 561-569.

필진 소개

오타케 후미오 오사카대학대학원 경제학연구과·편집자_머리말, 이 책의 구성, 제1~3장

히라이 케이 오사카대학대학원 인간과학연구과·편집자_제5장 1절, 3절, 5절, 제9장, 맺음말

이시카와 요시키 Campus for H_제5장 3절

우에다 유타카 오사카대학대학원 의학계연구과_제6장

오가와 아사오 일본국립암연구센터 첨단의료개발센터_제8장

에구치 유이치로 사가대학 의학부 부속병원 간질환센터_제5장 4절

오타니 히로유키 규슈암센터 완화치료과_제1장

키무라 타다시 오사카대학대학원 의학계연구과_제6장

사사키 슈사쿠 교토대학대학원 경제학연구과_제2~3장, 제13장

시오자키 마리코 긴키대학 종합사회학부_제7장

타타라 료헤이 오사카시립종합의료센터 완화의료과_제10장

츠가와 유스케 캘리포니아대학 로스앤젤레스교 의학부_제12장

후쿠요시 준 Cancer scan_제5장 2절

호리 켄스케 간사이노재병원산부인과 완화케어센터_제4장

미즈노 아츠시 세이로카국제병원 순환기내과 QI센터_제11장

모리타 타츠야 세레미카타하라병원 완화지지치료과_맺음말

야기 아사미 오사카대학대학원 의학계연구과_제6장

야마자키 고로 오사카대학 CO디자인센터_제9장

요시다 사란 도호쿠대학대학원 교육학연구과_제4장

왜 환자들은 기적에만 매달릴까? 의료 현장의 행동경제학

2020년 4월 17일 1판 1쇄

편저자 오타케 후미오, 히라이 케이 **옮긴이** 이원천

편집 최일주, 이혜정, 김인혜 **디자인** 홍경민
제작 박흥기 **마케팅** 이병규 양현범 이장열 **홍보** 조민희 강효원

인쇄 천일문화사 **제책** J&D 바인텍

펴낸이 강맑실
펴낸곳 (주)사계절출판사 **등록** 제406-2003-034호
주소 (우)10881 경기도 파주시 회동길 252
전화 031)955-8588, 8558 **전송** 마케팅부 031)955-8595 편집부 031)955-8596
홈페이지 www.sakyejul.net **전자우편** skj@sakyejul.com
블로그 skjmail.blog.me **페이스북** facebook.com/sakyejul
트위터 twitter.com/sakyejul **인스타그램** instagram.com/sakyejul

ISBN 979-11-6094-527-0 03510

이 책의 국립중앙도서관 출판시도서목록(CIP)은 다음 홈페이지에서 이용할 수 있습니다.
http://www.nl.go.kr/ecip (CIP제어번호:CIP2019050823)